La amenaza de la alimentación

ALMUDENA VILLEGAS BECERRIL

La amenaza de la alimentación

Cuando comer se convirtió en un problema

ALMUZARA

Primera edición: junio de 2024

Editorial Almuzara • Colección Ensayo
Director editorial: Antonio Cuesta
Editora: Rosa García Perea
Maquetación: Miguel Andréu

www.editorialalmuzara.com
pedidos@almuzaralibros.com - info@almuzaralibros.com

Editorial Almuzara
Parque Logístico de Córdoba. Ctra. Palma del Río, km 4
C/8, Nave L2, nº 3. 14005 - Córdoba

Imprime: Black Print
ISBN: 978-84-10521-80-3
Depósito: CO-317-2024
Hecho e impreso en España - *Made and printed in Spain*

Índice

Esto es para ti.
Que mantienes intacto tu espíritu rebelde
y tu capacidad crítica.
Gracias por acompañarme
en este camino.

INTRODUCCIÓN

Comer debería ser algo simple, sencillo, tan fácil como utilizar las calorías de algunos alimentos para mantenernos vivos y a la vez tratar de estar sanos y disfrutar de su consumo. Hemos sabido hacerlo durante milenios, ya que hemos llegado hasta aquí. Pero las cosas no son iguales hoy, y desde el final de la Segunda Guerra Mundial las hemos ido haciendo tan complejas que comer se ha convertido en una cuestión que requiere ser pensada detenidamente antes de llevarse el alimento a la boca.

El ser humano es omnívoro: puede comer tanto vegetales como animales, pero hoy hay una tercera (y maquiavélica) opción, que son los alimentos ultraprocesados. Aquellos que provienen de ingredientes naturales, pero que han sufrido unos procesos de transformación de tal calibre que no mantienen ninguna de sus propiedades originales, y a veces ni siquiera su textura o sabor auténticos. Para nuestra desgracia, y con reiterativa frecuencia, su origen tampoco es de buena calidad. De forma que el resultado es engañoso, porque se produce artificialmente un comestible que puede tener buen aspecto, buen sabor y olor, pero que no siempre dispone de auténticos nutrientes. Al contrario, presenta graves defectos que terminan afectando a la salud, como una densidad calórica extraordinaria, riesgo de provocar enfermedades cardiovasculares y hasta ciertos tipos de cáncer, entre otros.

Para colmo la vida se ha vuelto agitada, apretada, sin tiempo para cocinar ni para acordarse de lo que es comer con tranquilidad. El gozo está sólo en exhibir en redes sociales lo que comemos, para que se vea que de verdad somos importantes, pero no tanto en compartir una buena comida con la familia o los amigos. Es decir, se ha elegido entre la vanidad y el propio disfrute de la vida, entre vivir y exhibir. En una gran parte de la sociedad mediterránea se ha perdido el viejo, inteligente y culto concepto del *convivium*, de ese tiempo para comer, hablar y disfrutar característico del Mediterráneo clásico.

Es posible que seamos muchos, y que el interés en manipular a tantos millones de personas prime sobre su bienestar, libertad o felicidad personal. ¿Quién ha dicho que comer no es una cuestión de ideas? El siglo XXI estaba lleno de sorpresas, y ésta es una de las cuestiones más importantes a las que debemos enfrentarnos.

Hemos comprobado cómo la amenaza de comer insectos en Occidente se ha vuelto una realidad, y finalmente se ha legislado su consumo, a pesar de los desfavorables informes presentados en contra (como veremos en el capítulo correspondiente). Y seguiremos asistiendo a cambios, porque la Agenda 2030, que es la que impera hoy en Europa, quiere, literalmente, transformar nuestra vida, nuestra cultura, nuestros hábitos y nuestra forma de comer. Ahí es nada. Todo. Pero todo «sostenible», eso sí, con una especie de expiación por los pecados cometidos de una forma vaga e indefinible.

Hay un interés explícito en diseñarnos un futuro a medida del poder. Con pocas elecciones, con censura y con innumerables limitaciones. Que además encuentran en personas convencidas los medios adecuados para movilizar a la población hacia sus intereses: hacerse vegetariano, evitar el consumo de proteína animal, practicar una dieta concreta, evitar otra, consumir determinados alimentos, y así un larguísimo etcétera. Quieren que vivamos esos cambios con felicidad, porque no nos van a obligar, nos van a convencer, provocando con esta finura intelectual en la estrategia una serie de cambios sociológicos a escalas inimaginables. Pero hay esperanza, siempre hay un todavía. Y ése todavía lo tenemos en nuestras manos. Es nuestra responsabilidad construir un futuro mejor, es nuestra obligación para las próximas generaciones dejar una buena herencia, fundamentada en la razón, en el conocimiento, en la experiencia y en la sensatez. Anímense a la rebelión contra el imperio del absurdo. Reflexionen sobre los alimentos que adquieren y consumen, sobre lo que representan y sobre su significado. Cocinen, coman bien y cuídense, ése es el mensaje de este libro.

El título de esta obra, *La amenaza de la alimentación*, hace referencia precisamente a este absurdo en el que nos hallamos inmersos, a la fatalidad de que la comida se haya convertido hasta este punto en una cuestión de elección de la que dependen la propia salud, la vida. Y por tanto, como (ahora sí) ha sido siempre, en una cuestión de cultura, de conocimiento, de saber vivir y pensar rectamente.

Ya es visible el problema que tenemos sobre la mesa, y en la despensa, y en los comercios, y en los restaurantes, que son parte de una misma cuestión. A tono con las dificultades generales de los tiempos, la alimentación se comporta de forma idéntica, como ha sucedido en la historia, repitiendo pautas que tienen el mismo origen. Porque la alimentación es la primera y más visible manifestación de una cultura, de una forma de pensar que en la actualidad se encuentra plagada de dificultades. Veremos algunas de ellas a continuación:

— Los precios elevándose hasta dificultar la cesta de la compra. En especial en el caso de los productos frescos y de calidad, sin transformar. Paralela e incomprensiblemente, se hacen más asequibles los ultraprocesados y, por tanto, la gente los consume más y a la vez deterioran más su salud en un bucle inaudito y absurdo. Las excusas para esta forma de consumo masivo se vinculan con el precio más económico y la falta de tiempo para cocinar. Son dos argumentos deplorables, porque en ese camino perdemos la salud, la calidad gastronómica, la variedad y el patrimonio.
— A la vez, en el camino de los ultraprocesados se pierde diversidad ecológica: ¿no habíamos quedado en que eso también importaba? Y con ella también se extravían la riqueza, las posibilidades, los sabores, los nutrientes y los platos ancestrales.
— Por otro lado se encuentra muy activo el deterioro de la producción local en toda Europa, que está conduciendo a una grave deficiencia de la oferta. ¿No estábamos apostando por la producción de cercanía, la del kilómetro cero? Pues a la vez que se clama por esta idea, se desmontan granjas, cultivos y producción agrícola y ganadera en Europa. Lo que se refleja igualmente en la subida de precios, activando con mayor potencia el proceso. Es incomprensible

y absurdo. ¿Cómo vamos a surtirnos de alimentos saludables y buenos si estamos conduciendo al mundo rural a una fuerte crisis?

—La gastrificación[1]. Claro que a muchos restaurantes les resulta más cómoda la paradoja absurda de no cocinar, sino servir platos preelaborados o elaborados directamente, y después regenerar. Que significa poner a punto, calentar, para los menos expertos, y preparar el plato fabricado por un tercero para nuestro comensal. Este esquema arbitrario nos conduce a una uniformidad calamitosa, y por esa razón huele igual en muchos restaurantes, y desgraciadamente saben igual los platos. Sencillamente porque en ellos, los cocineros no cocinan. No es que sean muy hábiles y repitan igual de bien lo mismo: es que son platos montados en cadena de forma industrial y vendidos a restaurantes, que se transforman en máquinas expendedoras sin cocineros ni cocina. Son los mismos platos en miles de restaurantes. La cuestión es tan flagrante que en Francia se ha implementado una ley para que los restaurantes aclaren en sus cartas cuáles son los platos que no han sido preparados por los cocineros.

Los motivos de esta importante medida son «dar valor a la auténtica cocina francesa y recuperar la confianza del consumidor». Y aunque Alemania e Italia también han actuado igual anteriormente, es significativo el ejemplo que proporciona la cocina

---

1 Difícil palabreja que significa uniformidad en la mesa. Que a partir de platos preelaborados (principalmente) se repiten hasta la saciedad elaboraciones idénticas, monótonas y reproducibles en redes sociales. El resultado son menús clónicos, repetitivos y carentes de sentido y casi siempre desvinculados de la ciudad y la temporada.

francesa en defensa de su patrimonio. Porque la cultura también está en la mesa.

— Las crisis sociales se perciben en primera instancia en la mesa. Esta última suele ser una consecuencia directa e inmediata de la primera. Pero ahora la ecuación es más compleja, porque incluye un importante problema en el mundo rural, con desabastecimientos que ya se observan, y un certero encarecimiento que está presente en la cesta de la compra. E incluye igualmente una pérdida de identidad, como si careciera de importancia la elección entre consumir lentejas o *sushi.* Y no es una cuestión banal.

La cocina internacional, los nuevos modos, han venido a quedarse, y bienvenidos sean siempre que no suplanten a las cocinas locales y sean una ampliación de las posibles elecciones, pero no un recorte del patrimonio. Porque será entonces cuando perderemos parte de nosotros mismos. Por otro lado, el equilibrio entre la tecnología y la faceta humana de la cocina es de compleja proporción, pero no es imposible. En cualquier caso, es juicioso decantarse por lo humano, porque la tecnología es sustituible, pero el ser humano no lo es. Y en cuanto a la posible carestía, con estos mimbres es muy posible que se convierta en una realidad.

Hablar de una alerta[2] alimentaria sobre la mesa no es una forma pesimista de hablar, es referirse a una realidad que está fabricando una fórmula de comer o de no comer que no nos conviene ni por salud, ni por economía, ni

2 Gran parte de los capítulos de esta obra forman parte de mi colaboración semanal con el diario *El Debate*, a cuyo director, Bieito Rubido, agradezco una magnífica época de trabajo y aprendizaje.

por sabor, ni por cultura, ni por producción. Se hace muy necesaria una reflexión sobre este sombrío panorama en el que nos adentramos, y del que va a resultar difícil salir. Aquí tienen la mía: cocinen, vayan a sitios donde cocinen de verdad, adquieran, exijan, compren producto local y rebélense contra la imposición del absurdo.

¿CUÁNDO COMER SE CONVIRTIÓ EN UNA CUESTIÓN IDEOLÓGICA?

Cuando comer era simplemente comer, las cosas eran más sencillas. Si uno podía iba a un buen restaurante en el que no le hacían pensar si era de un signo político u otro, en el que le trataban igualmente bien a cambio de que pagara una cuenta razonable en relación con lo ofrecido. Y nada más. Uno salía tan contento de haber disfrutado de los menús que había seleccionado, a veces incluso chispeante por un buen vino y unos buenos platos.

Pero hoy no. Esta sociedad confusa y confundida, polarizada y chirriante ofrece una cuantiosa cantidad de ideología detrás de cada plato. Tras cada oferta industrial, de restauración o doméstica hay un interés evidente en convertirse en tendencia, en desarrollar un negocio, en procurar asentarse, que hace mella especialmente entre los más jóvenes. Algunas veces solamente son modas que pasarán, y otras vendrán a ocupar su lugar, como ha sucedido siempre; sin embargo, es peor cuando, ocultas bajo las novedades, hay intención más allá de la moda. Y en el colmo de la paradoja, a pesar de clamar por el planeta y la sostenibilidad, muchas de éstas marginan a la naturaleza. Es decir, comer hoy no es cerrar el ciclo natural, probando alimentos del territorio, con un recetario que los ha utilizado durante cientos de años, ni formar parte de los alimentos que se producen a lo largo del año. Simplemente se ha roto el ritmo y las posibilidades escapan por mil sitios que dan acceso a puertas inimaginables: exceso de plásticos, carencias de alimentos sencillos, productos básicos a precios imposibles, escasez de agua convertida en gran negocio, censura e ideologización. Pues no, comer no es hoy tan fácil, como muchos de nosotros ya sabemos.

En realidad, comer siempre ha sido expresión de algo, pero no de esta forma. Veamos, porque comer es expresión de innumerables cuestiones: la primera la capacidad adquisitiva del comensal. También su posición social, incluso su religión, incluso de cuestiones muy personales, como si el individuo es frugal o glotón y hasta si ese día está o no contento, si padece alguna enfermedad, si es joven o anciano. Así que uno elige lo que desea en atención a éstas y otras premisas personales, en un marco de posibilidades. Pero hasta ahora no se había juzgado a nadie porque comiera un chuletón o una ensalada. La clave es el verbo juzgar: observen el comportamiento de una sociedad gazmoña, que presume de liberalidad, pero a la vez se convierte en juez y verdugo de alguien que toma un plato determinado, en cuyo caso estamos hablando de una sociedad enferma.

Célebres vegetarianos como Pitágoras, Gandhi o Einstein no fueron acusados en el pasado de tener ninguna posición política por su anhelo de verde. Ante un buen plato, sea cual sea su condición, siempre ha primado la libertad de elección sin necesidad de provocar confusión al comensal. Pero, eso sí, un plato elaborado con materias primas naturales y de buena calidad; eso, claro, hasta hoy. Aunque eso empieza a ser el pasado. Hoy es más importante juzgar, posicionarse y colocar *al otro* en una postura bien definida. Porque estamos viviendo una distorsión ideológica que se expresa mediante el consumo o la prohibición de ciertos alimentos. Es posible que la clave sea el interés de grandes corporaciones, *lobbies* y grupos industriales con el fin de forzarnos a sufrir una alimentación concreta, vinculada con un pensamiento, uno sólo: el de ellos. O el de una deficiente, inconsistente o ignorante política y legislación, si queremos ser biempensantes. Que con mucha seguridad tiene un gran negocio detrás, que es el de los nuevos productos a los que no denominaremos alimentos.

Y así aparecen entre estas posibilidades los insectos, la leche sintética, la carne de laboratorio, las imitaciones de queso, las dietas veganas y todo tipo de iniciativas que siempre llevan el apellido «sostenible», porque lo no sostenible es el nuevo pecado mortal que infiltra una forma de comer, de pensar y de vivir. Que además funcionan con un absolutismo extraordinario y una enorme agresividad en sus planteamientos y sus acciones, jugando con la ignorancia y el interés puestos sobre la mesa; y así, podemos oír opiniones tan peculiares como que «comer fresas fuera de temporada significa que estamos explotando a otra parte del mundo». Peculiar opinión, sí, que carece del acierto de pensar que quizás adquirir bienes a otros países estimule el desarrollo de su industria agroalimentaria. Aunque el de las fresas es un ejemplo mal elegido, porque Huelva en primer lugar y después Canarias y la comarca del Maresme son los tres grandes productores que abastecen España.

Pues convengamos en que debe de ser importante el comer, el cómo comer y el qué comer, cuando tantos intereses convergen en hacernos olvidar la dieta tradicional para implantar novedades que no tienen nada que ver con la producción de alimentos vinculados con nuestra cultura. Porque este siniestro movimiento no trata de mejorar la alimentación, sino de modificar el patrón cultural que subyace bajo ella. Esta cuestión es justamente lo grave del asunto. Este intento de cambio inducido y que no es una cuestión de mejora, sino de modificación, es una vuelta más de tuerca para promover una transformación que no ha sido elegida y que probablemente no va a traer nada positivo para el ciudadano común.

No se trata de seguir formando a la población para mostrar los beneficios de la dieta mediterránea, o de ayudar a equilibrar los nutrientes, o de reevaluar la pirámide alimentaria o el índice SCORE, se trata de un asunto muy diferente y estructurado. Pero esta batalla aún se está librando. Todos sabemos que una alimentación sana forma parte de las premisas para una buena vida, pero además están la tradición, el patrimonio y la comida que se ha consumido durante la infancia, con toda la riqueza que estos conceptos llevan consigo. En España tenemos la gran fortuna de disfrutar de una larguísima historia y de una cultura que ha incorporado multitud de fórmulas de preparación de alimentos, con técnicas, productos, instrumentos y procesos que han dado forma a un patrimonio extraordinario, variado según las zonas y milenario. Y el patrimonio no es historia, el patrimonio aún sigue vivo, lo que significa que se pone en práctica y que se sigue disfrutando de él.

Un patrimonio lo será mientras esté vivo, lo que significa que se practique y se consuma, que haya personas vinculadas a esa tradición en los distintos procesos que nacen en la tierra y desde el mar a la mesa. Y todavía muchos platos tradicionales se siguen elaborando en las casas y en muchos restaurantes. Y que se signifique según la temporada, porque ésa es otra característica de la alimentación en Europa, las diferentes temporadas con sus propias cocinas y elaboraciones, con sus fórmulas para aliviar los rigores del frío o del calor, y extraer las mejores características de los productos anuales.

La primavera se abre con las hortalizas frescas como espárragos, alcachofas o guisantes, para alcanzar su esplendor con la fruta de verano, variada y sabrosa, con platos refrescantes como gazpachos y salmorejos, ensaladas, pipirranas y cremas frías de verduras. También el pescado azul de tamaño pequeño —las sardinas y boquerones— vive sus días de gloria en el verano. La alimentación se aligera, se viste de frescor y de platos de fácil elaboración que responden a los rigores del clima mediterráneo.

Cuando comienza el tiempo otoñal y durante todo el invierno, parece que se abren las ganas de volver a la cocina y damos entrada a los innumerables cocidos y guisos, estofados de carne y hortalizas, sopejas y cremas. Migas y setas, castañas, calabazas y calderetas harán nuestras delicias, por no hablar de la carne de caza, ya en plena temporada. Innumerables sopas de ajo, arroces caldosos y sustanciosos caldos empiezan a aparecer en las mesas. Es la temporada de platos reconfortantes, que nos devuelven al placer de esas comidas familiares de cuchara, de compartir y disfrutar. De verduras de invierno, de guisos marineros y suculentas carnes.

Ojalá que esos intentos de alimentarnos a base de productos artificiales no se extiendan más, porque además de alterar nuestra tierra y nuestra cultura, desconocemos cómo pueden repercutir en la salud. El caso es que ya conocemos muy bien los resultados del consumo de platos vinculados con la alimentación tradicional, ya que los alimentos naturales y las recetas que preparamos con ellos nos han traído hasta aquí. Es una experiencia que no se debe desdeñar, porque hay elaboraciones que son ya milenarias. Es evidente que muchas de ellas se pueden perfeccionar, pero las recetas que conforman el patrimonio gastronómico de España, y que son innumerables, están contrastadas por la evidencia de los siglos y, dónde va a parar, son infinitamente más placenteras que un grillo, una hamburguesa congelada o que cualquier ultraprocesado.

Una de las protestas más sonadas durante los últimos años fue la del ya fallecido cocinero Santi Santamaría, en su libro *La cocina al desnudo* (2008). El galardonado con tres estrellas Michelin incidió en lo que el sentido común nos llevaba indicando desde hace tiempo, alertando sobre los peligros reales de ciertos componentes químicos que se usan en algunos grandes restaurantes, sobre la ambigua «cocina de laboratorio» y los peligros que lleva consigo.

Santamaría decidió, después de años de poner en práctica las premisas de la nueva cocina, denunciar prácticas que si bien estaban dentro de la ley, le terminaron pareciendo poco éticas. Con este criterio, incidió en la importancia de la cocina bien hecha, la que requiere suficiente dedicación de tiempo, con buen producto y conocimiento técnico. Independientemente de la posibilidad de que tras estas declaraciones existieran otros motivos que los estrictamente gastronómicos, y de la realidad de que entre los grandes cocineros se resquebrajó la cohesión, estas declaraciones abrieron una polémica que latía hace tiempo, que tenía una gran profundidad y que representó una importante señal de aviso de que algo no iba bien en la comunidad gastronómica. Y cuando las cosas no van por buen camino, hay que tomar en serio los avisos, no enrocarse y considerar las críticas de forma constructiva, para crear finalmente algo inteligente. La comida debe estar preparada con buenos ingredientes, debe ser sabrosa, atractiva, estar bien cocinada... Y todo ese proceso comienza en el producto, cuya calidad, sin duda, debe cuidar el buen restaurador de la mejor forma posible. Después viene la formación del cocinero, y su conocimiento, aspecto en el que las escuelas de hostelería tienen una gran labor que hacer, animando a los futuros cocineros a conocer y realizar a la perfección la cocina propia y tradicional, y después a aplicar la tecnología, sin duda alguna, pero con precaución y exquisita dosificación, de la mano de buenos maestros.

Es más honesto trabajar sin pretensiones, y hacer una magnífica tortilla de patatas o un guiso sólido de estilo casero, bien preparado, con conocimiento, tiempo y buen producto, que coquetear con los (ya decadentes) aires, espumas, nitrógenos y gelificaciones en masa, que requieren mucho tacto y prudencia en su aplicación. En concreto, Santamaría hablaba de los problemas del consumo de la metilcelulosa, y aunque las cantidades que se utilizan son mínimas, el conjunto de las preparaciones es lo que cuenta, y la cantidad final de lo que se consuma es importante. No por tomar algo perjudicial en pequeña cantidad resulta menos dañino. La comida tiene que sentar bien, ser apetitosa, aromática y, después, traernos buenos recuerdos y ganas de repetir. No es necesaria la probeta, ni la placa de Petri, elementos ajenos a los fogones que únicamente estimulan la vanidad de unos y el bolsillo de otros. La polémica está servida, pero sería poco inteligente encastillarse en una postura u otra, porque vanguardia o tradición son compatibles, sí, pero con cordura.

La alta cocina ha aprendido mucho desde entonces, y hay un mayor equilibrio de la técnica y el producto, del saber hacer y el saber elegir. Sin embargo, ha crecido extraordinariamente el problema con la alimentación cotidiana. Observamos, por ejemplo, cómo el carrito de la compra de la gente normal está repleto de preparaciones para ser calentadas, o enlatados que no requieren a veces ni ser calentados. O las comidas baratas y repartidas a través de innumerables restaurantes que terminan creando auténtica adicción en los consumidores. Es una cuestión de elecciones, pero también algo sobre lo que reflexionar en sociedad.

LO QUE NO ES COMIDA

En sus inicios, la gastronomía fue poca cosa. Más bien debemos hablar de pura y dura alimentación, de la imprescindible caloría para sobrevivir. Entonces comer era una realidad perentoria, impulsados por el hambre y en busca de sustancia: era poco más que arrancar a la tierra algunas hierbas o unas bayas, una liebre de vez en cuando o quizás una pieza grande entre unos pocos. Era pura supervivencia y alimentación, lo necesario, la resistencia, búsqueda de vitalidad y nada más. Hablamos de los primeros homínidos y de su necesidad en la búsqueda de vitalidad a través del alimento, de la energía. Desde entonces hasta ahora han pasado muchas cosas: la más importante ha sido el tiempo, y éste en enormes cantidades. Hace cientos de miles de años que hemos dejado de ser *erectus* para transformarnos en *sapiens* después de una compleja evolución. El *homo erectus* pasó por complejos cambios morfológicos y estructurales, y sus sucesores atravesaron el mundo, cambiando de territorios y ampliándolos, aprendiendo de sus errores y de sus aciertos y, ya *sapiens*, fabricando herramientas, conservando el fuego, tejiendo vestidos y creando cerámica. En su devenir tenían que tomar lo que la tierra les daba, lo que el mar o los ríos traían consigo, y fueron adaptándose, haciendo realidad lo que siglos después algunos llamarían cocina-fusión. Esto ocurrió hace algunos cientos de miles de años. La gastronomía aún era tan sólo alimentación, se hacía lo que se podía y se buscaban alimentos energéticos, nutritivos y, si se encontraban, también sabrosos, pero lo más importante era el propio alimento, y en segundo lugar su cantidad. Desde luego se desechaba lo amargo: era un síntoma de que algo andaba mal y de que el alimento podía ser perjudicial. Pero el dulce... ¡oh, el dulce! Era un sabor buscado, nutricio y felizmente cargado de azúcares que aseguraban la aportación inmediata de energía, camino de la vitalidad, de la fuerza. El recuerdo de la leche materna, del territorio seguro, solamente se veía compensado ocasionalmente en el encuentro con las colmenas de abejas, cargadas de miel, que se podían encontrar a finales de verano, repletas del néctar que daba fuerzas de inmediato.

Aquellos inicios representaron la supervivencia, el territorio, lo inmediato, lo casual también, puro azar e instinto. Rebuscar y oler, agazaparse y capturar. Aquellos milenarios alimentos se han transformado en abundancia y variedad, están servidos en refinadas vajillas, en aparatosos instrumentos y en complejas tecnologías. Hoy lo amargo y lo dulce se dan la mano, olvidadas las hambres constantes, la perentoria necesidad del pasado. Se es hombre de otra forma, la civilización —a veces también la descivilización y la barbarie— marca ritmos diferentes. ¡Y qué alivio! Nos ha dejado vinos con los que soñar, refinamientos y combinaciones para disfrutar, cócteles no sólo alegres, sino también brillantes, atractivos; algas en formato siglo XXI, carnes tiernas y sabrosas, panes, aceites de oliva y un sinfín de golosinas que abren el apetito nada más pensar en ellas.

Embargados por todas las delicias, no debemos sucumbir del todo, ni dejar de pensar en lo que representa ese milenario trayecto humano hasta la actualidad. Y en lo importante que es conocerlo a fondo para saber exactamente a qué atenernos hoy. Las preguntas que debemos hacer a nuestra historia son también las cuestiones clave sobre nosotros mismos, y entre todas ellas se encuentran los interrogantes acerca del aspecto alimentario. Desde luego que resultan muy clarificadoras para el investigador, cuyos estudios están nutridos —nunca mejor dicho— por nuestra geografía, por nuestra historia, por nuestro camino como seres humanos. Así que conozcamos la tierra y los productos, nuestra acción sobre ellos, estudiemos sus posibilidades, lo que fueron en el pasado y lo que podrán ser en el futuro. La investigación en todos los campos de la alimentación debe formar parte de esta ciencia si está bien entendida: es inexcusable y necesario.

Comer fue el impulso de la vida en muchos sentidos, proporcionando incluso los prolegómenos de la tecnología, de la comunicación entre personas, de la agricultura y la ganadería, de la civilización. Aquellos balbuceos que nos transformaron, ayudándonos a ser como somos, a crear cultura, se han transformado en una maravilla que, por una parte, nos permite disfrutar de sus placeres y, por otra, conocernos mejor. El consumo de carne del australopiteco en transformación hacia el *homo* le permitió tiempo para el vagabundeo. Al contrario que los simios, que tenían que comer constantemente vegetales (con mucha celulosa y por tanto de transformación más compleja en el aparato digestivo), consumir carne les regaló tiempo entre una ingesta y otra. Y dedicaron ese tiempo a conocer, a curiosear su territorio, a observar a otros seres... A aprender y a forjar la humanidad. Esa primitiva curiosidad se ha terminado transformando a lo largo de cientos de miles de años en conocimiento profundo, en los procesos de investigación actuales, que son de un carácter muy diferente a los primitivos. Esa investigación ha terminado forjando ciencias que requieren reflexión, estudio y constancia; como dice Nuccio Ordine, mostrándonos la «utilidad de lo inútil». La gastronomía es compleja y enriquecedora: más allá del puro acto de ingerir alimento, representa el esfuerzo humano por vivir mejor, por vivir más, la supervivencia llevada a un acto intelectual y superior. Desde luego que es un extraordinario panorama el que nos sirve la gastronomía del siglo XXI: el espléndido menú del conocimiento.

MÁS ALLÁ DEL PLACER, MÁS ALLÁ DE LA ALIMENTACIÓN

El ansia de novedades en el mundo de la gastronomía no es excusa para permitirlo todo. Nada justifica todo. No todo es válido, no todo sirve, no todo es útil, moral o incluso —¡figúrense!, el colmo de la comida— que no sea comestible. La paradoja del absurdo es que en un menú se lleguen a presentar productos que no son alimentos: es entonces cuando se alcanza un auténtico empacho de disparates, el éxtasis. No es que los disparates sean una novedad, desde luego; llevamos años viendo comer químicos y metales, oros, arcillas y otros desatinos. Productos, en todo caso, que no son alimentos, que no justifican los precios de los platos en los que se insertan y que sólo valen para llamar la atención.

La cuestión es que hay que hacer una llamada para una mayor sensatez. El desatino de convertir a los cocineros en figuras mediáticas conduce directamente a este problema: que traten de inventar todo tipo de artimañas para llamar la atención. Artimañas es la palabra clave. Por eso digo que no todo vale, por eso les cuento mi visión y ustedes deciden su posición. Y, desde luego, esto no va contra ningún cocinero, muchos de los cuales son buenos amigos y extraordinarios colaboradores, sino contra un concepto publicitario de creación artificial de liderazgo que con frecuencia ellos mismos deploran en privado, porque de nuevo, en la esfera pública, es pecaminoso y está condenado opinar fuera de la última tendencia. Y es natural que se abstengan, porque viven de su negocio y éste debe estar abierto a todo el público.

En los últimos tiempos se observa a algunos cocineros que quieren hacernos pensar y reflexionar, aunque personalmente soy mucho más partidaria de que cocinen bien. No todo es innovación, no todo es crear, y ¿por qué hay que provocar? No comprendo que comer bien sea tan difícil que tengan que montar un espectáculo con cada plato. No es sólo mal gusto, que lo es: es una perversión de la cocina, para qué vamos a usar eufemismos. Es aburrido encontrar cocineros «comprometidos» con la diversión, por eso algunos hacen muchas pruebas para llegar a la «acumulación dramatúrgica adecuada». Con tremendos platos como un ojo gigante, con su pupila y su córnea, sus vasos sanguíneos y hasta el cristalino perfectamente visible. Otro plato, por ejemplo, lo conforman unas estremecedoras patas de pollo crudas —y frías— de las que uno se come una parte que sí, que el cocinero dice que se puede comer. También una cabeza humana partida por la mitad, e incluso una siseante y lúgubre lengua humana a tamaño natural. Un ataúd de chocolate y un postre de sangre de cerdo son el cierre de este macabro menú de algunos premiados con sus correspondientes estrellas.

Este tipo de platos no representan a cocineros que trabajan para que disfrutemos y comamos rico y sano, muchos de ellos con auténtico esfuerzo y devoción al cliente. No creo que tampoco representen a los filósofos, tan mal tratados por cierto en España. Que se dejen de tonterías, nada de esto es «comprometido», filosófico o artístico, ni siquiera es transgresor o intelectual, es sencillamente el absurdo en la mesa, una mesa desagradable, sombría, antiestética y creo firmemente que carente de ética, por mucho que cualquiera de ellos predique lo contrario. No he ido, no voy a ir, no iré y, es más, les recomiendo que se guarden bien de estas filosofías que nos quieren imponer a partir de quinientos euros el menú.

Apreciados lectores: el emperador va desnudo, tomen nota.

ALIMENTOS SIN SOL

La fuente de energía de nuestro planeta, la clave de nuestras vidas es el sol. Que genera un ciclo de vitalidad para las plantas y éstas a los animales, y las plantas y los animales a las personas, en ese devenir vital e ineludible. ¿Cómo nos afectaría un mundo sin sol? ¿Y con la tierra empobrecida, sin plantas y sin animales por falta de atención humana...?

Parece un mundo triste o terrible, o mortal, según se mire. La cuestión es que podemos hablar al respecto porque conocemos los efectos de la falta de luz solar en nuestro planeta. Efectivamente, en el año 1815 sucedieron varios acontecimientos que provocaron una importante alteración del clima. Por una parte, hubo varias explosiones volcánicas que redujeron la llegada de luz solar por el polvo depositado en la estratosfera. Los volcanes Mayón en Filipinas, éste un año antes, y el Tambora, de Indonesia, produjeron unas erupciones de tal magnitud que sumieron a la atmósfera en una oscuridad importante debido a los millones de cenizas volcánicas arrojadas a ella. La entrada de la luz solar fue bloqueada por su acción y la temperatura mundial disminuyó entre 0,4 y 0,7 °C. El hemisferio norte sufrió una gran escasez de alimentos, y Europa se vio muy afectada. Aquel invierno fue frío y riguroso, y el verano igualmente resultó helado y oscuro, por lo que se conoce a 1816 como «el año sin verano», hasta el punto de que llegó a conocerse también como el año del hambre. La base de la alimentación, las plantas, necesitaban al astro para realizar su ciclo vital, y el resto de los seres vivos las necesitaban a ellas. Somos parte de una naturaleza en equilibrio constante, y un pequeño cambio derriba la inestable cuestión que nos parece firme y sólida. La bajada de las temperaturas provocó lluvias y nevadas abundantes y en lugares no imaginados, cercanos incluso al ecuador. Y para complicar la situación se produjo simultáneamente un decaimiento de la actividad solar.

Aquélla fue una auténtica crisis de supervivencia. El sol es la clave de nuestras vidas, no sólo como personas, por el gozo que producen los atardeceres y las largas jornadas primaverales. Esto es más que sustancial, ya que el sol es vital para nosotros; somos seres que forman parte de un ciclo natural en el que todos estamos entrelazados. El sol es el inicio de la cadena que nos proporciona alimentos. Aquella anomalía no fue la única, por cierto. Los climatólogos conocen este tipo de acontecimiento como «invierno volcánico», y se produjo en más ocasiones. El final del Imperio romano, por ejemplo, en el siglo VI d. C., estuvo marcado por una de estas fases provocada también por actividad volcánica. A mediados del siglo XV, el volcán Kuwae sumió al mundo en una de estas catástrofes, y en 1600, el Huaynaputina —Perú— sumió al mundo en un año de hambres, en el que Francia y Rusia padecieron especialmente.

La cuestión es que la vinculación de todos los factores para nuestra supervivencia, y también para nuestro confort, para nuestra salud sobre todo y para el bienestar humano, es el sol: de él se nutre todo lo vivo. Y sin él, como durante los inviernos volcánicos, no podríamos alimentarnos. Lo necesitamos para cumplir los ciclos biológicos: en primer lugar, del astro procede la energía solar, también el ciclo del agua, de cuya actividad se genera la vida: plantas, animales, personas. Son los ciclos biogeoquímicos, que se activan en primera instancia gracias a la radiación solar. Estos ciclos garantizan no sólo la vida, sino los nutrientes que la generan, y la clave para no desequilibrarlos es evitar la deforestación, sembrando flora autóctona, por ejemplo, evitando incendios y limpiando el monte. El ganado cumple en este sentido un papel fundamental, que está siendo ninguneado de una forma lamentable y, así, perder gran parte de este inestimable recurso está desequilibrando esa delicada armonía.

El problema que tenemos en la actualidad con los alimentos representa un auténtico hito en la historia. Jamás había sucedido nada parecido: el surgimiento de variedades de productos de origen artificial. Los productos que rompen el ciclo del sol están naciendo en laboratorios, cosas como imitaciones de carnes, de pescados, de huevos y leche... Y hasta uno reciente y sorprendente: la soleína.

Según sus creadores, que se encuentran en Singapur, es un polvo que nace de la actividad de microbios, aire, electricidad y fermentación. Y se enorgullecen de haber creado el primer producto que se «libera» de la tierra y del clima. También del sol y de la vitalidad natural que genera y a la que nosotros mismos pertenecemos. Productos que están fuera del ciclo, y cuya experimentación sobre seres humanos es inexistente. Desconocemos cómo van a interferir en nuestra salud, en la vida, en el futuro, en la humanidad.

Esta es la clave: ¿será seguro/saludable/posible romper la esencia de nuestra naturaleza para depender de alimentos que son ajenos al ciclo natural? Es decir, que son independientes del sol, de la tierra, del clima... ¿Cómo afectarán esos alimentos a los seres humanos en el plazo medio? Y «liberarnos» de la tierra... ¿qué significa exactamente? ¿Es realmente un proceso liberador, o más bien una condena camino de un infierno cuyas condiciones desconocemos?

Los objetivos finales de este auténtico aluvión de suministros artificiales, cuyos efectos ignoramos, también nos son ignotos. Todos ellos, eso sí, están presentados bajo el manto de exquisitas campañas de *marketing*. Mientras esto sucede, hay muchas personas instalando huertos domésticos y mirando detenidamente cada etiqueta de los productos que nos sirven. Somos otro puñado a los que no nos ilusiona hacer de conejillos de Indias.

La reflexión más importante es sobre la actitud que cada uno de nosotros va a tomar frente a la riada de productos artificiales. Ésa es la pregunta, y es también la cuestión fundamental para las empresas productoras: saber lo dócilmente que se va a comportar la población ante sus productos, que presentan como salvadores de la humanidad. Pero que no lo son, que probablemente sean desestabilizadores y causantes de problemas secundarios más graves.

CHULETA O GUSANO, ELIJAN

En este último sentido, se está fomentando el consumo de insectos, dentro de esa gran familia a la que denominan «nuevos alimentos», entre los que se encuentran también los productos de laboratorio. Es extraño, porque los seres humanos, que vagaron por el mundo durante milenios descubriendo, curioseando y conociendo cosas nuevas, que a fin de cuentas es también el inicio de la investigación, los han consumido muy ocasionalmente. Cuando llegaron a las extensas praderas norteamericanas cazaron bisontes, y se dieron cuenta de que podían vivir allí porque, al fin y al cabo, no tenían nada más que capturarlos. Los grupos humanos eran pocos y escasamente numerosos, y las manadas de bisontes eran interminables; se especializaron y lo hicieron muy bien. Así vivieron con una economía y una alimentación basadas en este animal, hasta que se produjo el contacto con la civilización occidental.

Mientras, sus primos, que se habían quedado en la casa original, también llevaban milenios cazando herbívoros, principalmente. Lo hacían con una gran efectividad, como podemos ver literalmente en Atapuerca, donde son visibles aún las trampas que se colocaban para capturar animales. Antes seminomadeaban, es decir, pasaban temporadas en diferentes lugares hasta que se agotaban los recursos y después cambiaban de estancia. Buscaban protección, zonas con agua y abrigo y recursos para explotar. Poco a poco, esa estrecha cercanía con la naturaleza fue trayendo cambios. El primero fue el acercamiento de los perros, que se hermanaron con las personas en pleno Paleolítico, hace unos treinta mil años. Los canes proporcionaron afecto, seguridad, protección en los lugares de habitación y ayuda en la caza. Un auténtico amigo que hoy sigue siéndolo.

Y después vino todo lo demás, poco a poco pero inexorablemente. Primero las especies de tamaño pequeño, las cabras y las ovejas (hace al menos doce mil años). El caballo llegó después, hace unos once mil. El cerdo nos alegró con sus sabrosos andares en pequeñas piaras domésticas hace unos diez mil años, casi a la vez que las vacas. Debió de ser una época de grandes y magníficos encuentros, porque paralelamente se domesticaban plantas: centeno, lentejas, trigo, cebada y habas fueron las primeras. Lo que antes había sido necesario cazar en grupos bien coordinados, ahora se hacía desde las granjas, y con animales mansos. Además, algunas hembras se podían ordeñar, de manera que la dieta fue mejorando rápidamente, y con ello la calidad y la esperanza de vida. Había comida todo el tiempo, para todos y en abundancia. ¡Eureka!

Durante estos más de doce mil años hemos vivido seres humanos, animales y plantas en mutua compañía, ha habido sequías, terremotos, tsunamis, destrucciones volcánicas, zonas desertizadas, humedales perdidos, y todas las catástrofes ambientales que puedan imaginar. El clima cambiaba mientras todos los animales ventoseaban incluso varias veces al día. No es el cambio climático, es el clima, que se encuentra sujeto a variaciones desde el inicio de los tiempos. Sin embargo, las personas, los animales y las plantas se han ido adaptando a las posibilidades existentes en cada ocasión, y hasta ahora con éxito: hemos sobrevivido.

En ese camino que llevamos haciendo juntos desde hace milenios, las personas se convirtieron en ganaderos y agricultores, algo que hemos hecho muy, muy bien. Porque eso nos ha conducido hasta una sociedad confortable —¡la más placentera de todos los tiempos!— en la que uno no tiene que criar a un cochino y sacrificarlo allá por San Martín, porque hay unos señores que hacen esto, y con gran eficacia nos surten todo el año de lomos, jamones, chorizos y otras delicias. Otro tanto ocurre con las vacas, y no hace falta disponer de un establo o pasear a la vaca a la mañana para que coma buenos pastos. Otras personas han organizado a estos animales para que degustemos un buen chuletón, un vaso de leche o un trozo de queso cuando se nos antoje, que, estimado lector, puede ser ahora mismo: es la antigua y eficaz división del trabajo.

Qué maravilla de tiempos disfrutamos. ¿Se imaginan cuando estas gentes del Neolítico carecían de animales por algún motivo y se tenían que comer las langostas que capturaban cuando éstas aparecían en forma de plaga? No había más remedio. Si la plaga destrozaba los cultivos y los pastos, y morían los animales por falta de alimento, había que comer algo. Y este algo era la plaga.

Nunca criaron gusanos, ni larvas, ni cucarachas, ni langostas. Las trataban como lo que eran, plagas que había que eliminar y que sus antepasados antropoides habían consumido para sobrevivir y por necesidad. Cuando descubrieron el incomparable sabor de las carnes de los grandes herbívoros y su olor al churruscarse, se aficionaron a éstas, así que, en el Neolítico, el recuerdo de la dieta primitiva era muy, muy lejano. ¡Pero donde estuviera una apetitosa carne asada...! «¿Quién nos dará carne para comer?», clamaban hace mucho menos tiempo los hebreos errantes en el desierto, que añoraban igualmente el sabor y la energía que proporciona la carne.

El proceso de hominización, el desarrollo de la capacidad cerebral y las habilidades que se adquirieron se han basado en el consumo de proteínas animales. Porque las proteínas de los insectos que quizás tomaban los antropoides, y que hoy quieren que retomemos, pueden ser tóxicas, contener bacterias, parásitos, hongos y virus. Y además contienen un importante porcentaje de antinutrientes, en particular la quitina que forma su barrera exterior, cuyo efecto inmediato es impedir la digestión de esas proteínas que contienen los insectos. Así que, finalmente, no se asimilan.

La cuestión es que la ganadería —de vacuno, porcino, aves y ovicaprina— representa una forma de vida, una historia y una alimentación que ha funcionado durante al menos doce mil años. Aunque llevamos comiendo esos animales miles de años más, bien atrás en el Paleolítico, cuando se combinaban además con grandes herbívoros como el mamut o el bisonte. Es tiempo más que suficiente para demostrar una aquilatada eficacia alimentaria. En realidad, el consumo de todos estos animales ha representado un auténtico campo de experimentación tan extenso en el tiempo, tan rico en especies, variedades y con tanta cultura detrás, que además funciona tan bien que es increíble que se esté promoviendo su desaparición. Porque ése es el caso.

Por otro lado, el clima sigue cambiando y lo seguirá haciendo. No estamos viviendo un cambio climático único: más bien los cambios llevan produciéndose desde que existe nuestro planeta. Y ése no es motivo para desdeñar una de las mejores fórmulas de comer, de dar trabajo a miles de familias y de proporcionar algo de vida a un mundo rural que se nos muere. ¡La fórmula ya está inventada! Ahora solamente hay que revitalizarla e ir proporcionando soluciones a las cuestiones que presenta en la actualidad, pero no, en ningún caso la solución es renunciar a ella.

Así que, si queremos seguir disfrutando de esta bien aquilatada y sabrosa alimentación, hay que apoyarla. Consumir sus productos, estimular el sector, y por supuesto, evitar el que esperan resulte el gran negocio de los insectos. Esos bichitos que comían los antropoides y que no necesitan pastores ni establos; insectos que carecen de las propiedades que el *marketing* tan bien estructurado quiere hacernos creer y que forman parte de la famosa Agenda 2030, que quiere, literalmente, «cambiar el país». Destrozándolo, claro.

Se trata de una labor social, que debe ser acometida por muchos. Hay que proteger el sector consumiendo sus productos, ayudándoles de esta forma y además preservando nuestra salud. Ayudémosles y protejamos nuestra cultura, que es expresión de un civilizado modo de vivir heredero de nuestra forma de evolución.

¿DE VERDAD NUEVOS ALIMENTOS?

Pero no son solamente los insectos. Detrás de estos intereses se encuentran también otros productos. Durante los últimos años, el Gobierno de la Unión Europea y el de España han definido una serie de «nuevos alimentos», entre los que se considera a estos insectos. Probablemente han considerado la entomofagia como una práctica necesaria para la población común: usted y yo. Por este motivo encontrarán en el supermercado normal al que se dirigen cuando quieren adquirir alimentos una serie de productos elaborados que contienen insectos: productos de panadería, en barritas proteicas, en pastas o en cereales. Los bichitos pueden presentarse de varias formas: enteros, gracias a lo cual los podrá observar directamente; pero también en forma de polvo y deshidratados. Bajo estas últimas formas será imposible localizarlos a simple vista y, en cualquier caso, la legislación exige que en el envase se defina la composición del producto. Otra incongruencia detectada es que hay productos etiquetados como vegetarianos que contienen insectos. ¿Quedamos en que tienen proteína animal, o no?

Si no quiere comer insectos, por los problemas que ya hemos señalado y que en su día definió la autoridad sanitaria de la AESAN, tendrá que revisar la composición de los productos. En el siguiente cuadro podrá localizar el tipo de insecto, su denominación científica y el nombre común. Como en distintos casos se usan una u otro, conocer ambas le facilitará el trabajo de localización: sencillamente busque entre los ingredientes y localizará si el producto contiene o no algún insecto, y cuál es el insecto añadido, en ese caso.

Denominación científica	Nombre del insecto
Locusta migratoria	Langosta migratoria
Tenebrio molitor	Gusano de la harina
Acheta domesticus	Grillo
Gryllodes sigillatus	Grillo tropical
Alphitobius diaperinus	Escarabajo del estiércol (parte de la fase de desarrollo del *tenebrio molitor*)
Apis mellifera	Abeja común
Hermetia illucens	Mosca soldado negra

Creo que, llegados a este punto, es interesante exponer mis propios motivos para evitar cuidadosamente el consumo de insectos:

— Es más seguro consumir alimentos contrastados por la experiencia, la ciencia y la práctica productiva a las modas, que son flor de un día y pueden provocar efectos secundarios graves, como es el caso. Y siempre es preferible tomar alimentos con los que, además, se disfrute.
— Porque he analizado la literatura científica y, entre otros, el demoledor informe de AESAN, que nos alerta sobre lo que conoce (alergias, contaminaciones, presencia de virus, bacterias y priones) y —¡ojo!— sobre posibles efectos adversos y desconocidos que son aún más preocupantes.
— Porque los insectos son portadores de una microbiota muy diversa, entre ellos microorganismos que pueden ser altamente patógenos y a los que no estamos habituados. Que, además, pueden representar un alto riesgo para la vida.
— Porque mientras consumir eventualmente insectos recogidos en la naturaleza no ha perjudicado a las culturas que lo han hecho, una cuestión bien distinta es criarlos de forma artificial. Que presenta infinitas dudas y problemas, porque es una práctica escasamente testada.
— Porque las bacterias esporuladas patógenas que presentan los insectos pueden sobrevivir a los tratamientos tecnológicos industriales y desarrollarse durante el periodo de almacenamiento, antes del consumo. Y enfermar al consumidor.
— Porque la presencia de quitina, que es la sustancia de la que está compuesta el exoesqueleto de estos

animalitos, no se puede digerir. Además, reduce la capacidad de absorción de las proteínas y otros elementos propios del insecto.

— Porque aún no se ha contrastado con seriedad cómo es la absorción, la distribución, el metabolismo y la excreción de los insectos. Lo desconocemos todo de ellos para el consumo humano, y aun así ¿los vamos a comer?
— Los insectos, al igual que el pollo o el cerdo, se alimentan de pienso. Esto desmonta la teoría sobre su inferior coste de consumo. ¿De verdad producirlos va a ser más barato? ¿Y más saludable? ¿Y más apetitoso?
— Es infinitamente más deseable la opción de comer carnes de buena calidad, sabrosas, cuyo consumo esté contrastado por la historia y por la práctica. Carnes de vacuno, porcino, ovicaprino y aves, con cientos de variantes cuyo consumo nos ha proporcionado fuerzas, salud y nutrición de excelente calidad durante la historia.
— Por último e igualmente importante: porque Europa tiene una historia alimentaria arraigada en una base agrícola, ganadera y pesquera que ha sido útil, saludable y está muy experimentada, y que nos ha traído hasta el presente sanos, satisfechos, fuertes y gozando de una deliciosa gastronomía.

Comer bien es la base de nuestra fortaleza, de nuestra salud y de nuestra tradición. ¿Por qué macabros intereses están jugando con todo ello?

Todo este interés, sin embargo, no ha quedado en un asunto teórico, ni mucho menos. En el Boletín de la Unión Europea (DOUE) del 11 de febrero de 2022 se autorizaba la comercialización de las formas congelada, desecada y en polvo del *acheta domesticus* (grillo)[3]. Por su parte, en el Boletín del 4 de enero de 2023, se autoriza la comercialización del polvo parcialmente desgrasado del dicho *acheta* como nuevo alimento. Se utilizará, y cito textualmente[4]:

> «En panes y panecillos multicereales, galletas saladas y colines, barritas de cereales, premezclas secas para productos horneados, galletas, productos secos a base de pastas rellenas y no rellenas, salsas, productos transformados a base de patata, platos a base de leguminosas y vegetales, pizza, productos a base de pastas, lactosuero en polvo, sucedáneos de carne, sopas y concentrados o polvos de sopa, aperitivos a base de harina de maíz, bebidas similares a la cerveza, artículos de chocolate, frutos de cáscara y semillas oleaginosas, aperitivos distintos de las patatas fritas y preparados de carne, destinados a la población en general».

Al *acheta* nos lo vamos a encontrar hasta en la sopa, literalmente. Eso sí, desgrasado para que no engorde. A instancias de la compañía Cricket One, que no produce en la Unión Europea y cuyas factorías y oficinas están localizadas en Vietnam, según señalan en su página

3 Pueden consultarlo en este enlace: https://www.boe.es/buscar/doc.php?id=DOUE-L-2022-80180.

4 https://eur-lex.europa.eu/eli/reg_impl/2023/5/oj https://eur-lex.europa.eu/legal-content/ES/TXT/?uri=CELEX:32023R0005.

web[5]. Y lo van a comercializar en Europa en exclusiva durante cinco años. Producen cien millones de grillos al mes en lo que parece un negocio redondo. De momento, porque si consumimos con generosidad, los números de la compañía aumentarán.

En cuanto a la rareza de comer grillos, no se escandalicen, a lo largo del mundo, y en la historia, se han consumido infinidad de productos sorprendentes. En la actualidad, en Vietnam podrán encontrar carne de perro enjaulado, vivito y coleando, a la entrada de cualquier restaurante modesto, que usted puede elegir a placer para la comida del día. Pero Vietnam tiene su forma de vida y Europa otra; una bien distinta que se ha practicado durante más de doce mil años, donde converge nuestra historia, la de una civilización formidable que ha llevado el progreso a cotas no superadas. Detrás de este movimiento, la Agenda 2030 toca a rebato con su famosa intención de dar la vuelta a nuestro estilo de vida, a nuestra cultura. ¿Nos animarán a comer perritos en una segunda vuelta? Quizás, pero sólo si es un buen negocio.

Según las especificaciones que se acompañan a la autorización de la Unión Europea para su comercialización, el polvo de sus grillos presenta en su composición los siguientes y no inocuos compuestos: quitina, cianuro, metales pesados como plomo y cadmio y micotoxinas (desechos tóxicos del reino de los hongos). Y proteínas, cómo no, que son las que justifican su crianza, por supuesto, y el cambio de paradigma al que nos están conduciendo, aunque no las podremos asimilar debido a los antinutrientes de los que ya hemos hablado. Desde las compañías productoras aseguran que, al contrario que sus competidores, ellos

5 www.cricketone.asia.

controlan la crianza de sus grillos, y es entonces cuando uno se echa a temblar y percibe claramente los problemas de un sistema carente de experiencia.

Pero tengan en cuenta que cualquier alimento con contenido en quitina provoca una importante dificultad en la digestión de las proteínas debido a que es un antinutriente (esto es, que impide la correcta absorción de nutrientes), y que estos grillos, además de presentar en su composición el más alto grado permitido legalmente de dioxinas (sustancias tóxicas vinculadas con el cloro), cuenta con la presencia de bacterias, como el estafilococo o la *escherichia coli*, además de levaduras y mohos. Por no hablar de las posibles alergias que puedan causar en una población no habituada a su consumo, o de factores aún no detectados. El problema no es el insecto en sí, ni que grupos de personas que los han consumido en sus respectivas tradiciones sigan consumiéndolos cuando provienen de un entorno natural, sino lo que representa el cambio inducido en una población, en este caso europea, que se va a ver afectada por el despliegue de insectos en la comida y lo peor, por el polvo de insectos difícilmente detectables en los alimentos preparados. Criados artificial y masivamente, por supuesto. En lo referente a la alimentación, no hay que practicar la ingenuidad: esta estrategia no es casual.

Si no queremos consumir este tipo de alimento, será necesario leer cuidadosamente todas las etiquetas, adquirir menos platos preparados y estar ojo avizor. Muchas cosas extraordinarias han llegado a distintas culturas sin necesidad de provocar cambios sustanciales en ella; vayámonos a algo cercano y accesible en todo el mundo, como son el tomate, la patata o el pimiento. O mucho antes, la mejora del cultivo de la antiquísima oliva, cereales de distinto ciclo, o las gallinas, unas aves que apenas se conocían en Grecia hasta el siglo VI a. C. y que supusieron auténticas mejoras en la forma de alimentación y no pérdidas del patrimonio, o deterioro de la salud.

El mundo cambia, y la alimentación con él. Esto es inevitable y ya vemos que hasta positivo. Lo que no es positivo es la imposición de productos, el afán de dinamitar el sistema ganadero y rural español en aras de ciertos animales que no pertenecen a esta tradición gastronómica. En una evidente y explícita maniobra para destruir una forma de vivir, de comer y de entender la vida. Y no están llamando a la puerta, ya están en casa, y ante esta inmediatez lo único recomendable es la práctica de la rebeldía. Rebeldía alimentaria, comer bien, cocinar más y consumir alimentos tradicionales producidos en España.

LÁCTEOS DE BIOINGENIERIA

Otro de estos productos de la batería que se quiere implantar es la leche. Claro, si se ataca al sector ganadero, la leche sufre idéntico destino. Y es que observamos cómo en Occidente la insensatez se disemina a buen ritmo, se legisla y se protege. Y eso que no está en peligro de extinción ni es sostenible. Las noticias sobre la alta investigación alimentaria no dejan de sorprender, y vemos como muchas aportan su granito de arena a la destrucción de un sistema de vida. Después del ganado era inevitable que le tocara a la leche, que parece que no gusta que sea de origen natural. Que sí, que hay alguien decidido a acabar con la vida que nos ha traído hasta aquí, que anhela devastar el mundo rural y en especial el ganado, e impedir que disfrutemos del lugar que nos corresponde en la naturaleza como omnívoros que somos. Que hay interés evidente en destruir el equilibrio originario y en quebrar el ciclo biológico, algo que nos traerá consecuencias absolutamente imprevistas en muchos sentidos, desde un deterioro de la salud hasta que las poderosas e interesadas oleadas de dislates terminen colapsando a esta sociedad tal y como la conocemos hoy y como nos ha permitido sobrevivir y prosperar. Como ha ocurrido en la historia en innumerables ocasiones, las civilizaciones declinan por problemas intrínsecos, a veces asistidas por cuestiones externas. Pero en un momento de una auténtica novedad, Occidente sangra por apuñalarse a sí mismo. Desde otros puntos del planeta no hacen apenas esfuerzo; sólo observan, imagino que ojipláticos, cómo la necedad se disemina a buen ritmo, se legisla y se protege.

Detrás de todo esto hay varias cuestiones que son auténticos problemas: el primero es la consideración de los animales como si fueran personas. No lo son. Un animal, por mucho que deba ser bien tratado, no es una persona, ni todos los animales son mascotas, y ni siquiera las mascotas, por encantadoras que resulten, son personas. El animalismo ha llegado para ejercer la censura, y con violencia si no hay otro camino (fíjense en la agresividad contra las obras de arte, por ejemplo, por parte de grupos ecologistas). Y ejercen activamente la censura contra una sociedad que sí quiere comer carne auténtica y sí desea beber leche. Es llamativo, y desolador, observar cómo en las calles hay cada vez menos niños, pero hay señoras con carrito en el que llevan a un perro... para que no se canse. Pienso, cuando las miro, en la ñoñez que se expresa con este comportamiento, y en cuántos niños hay desasistidos, sin familia o hijos de la guerra, y cómo podríamos ayudar a una población de personas, como nosotros, si todo ese esfuerzo, e incluso ese afecto, lo apostáramos por seres superiores. Porque sí, porque hay que recordar que el ser humano es un ser superior al resto de animales. El ápice de la vida en la Tierra, y esto determina todo lo demás, en particular la responsabilidad sobre otros seres y los cuidados debidos al mundo que nos acoge.

La segunda cuestión/problema es la evidente existencia de un plan bien trazado para destruir la ganadería. Pero, claro, además de carne, el ganado produce leche, que es uno de los productos de los que hoy no se puede prescindir, así que el último desarrollo tecnológico es la creación de una leche de laboratorio. Una sustancia que no procede de ningún animal, y que no es leche, pero que se empeñarán en llamar leche. Eso sí, parece que la hacen opaca y blanca.

Esta bebida se elabora mediante un procedimiento bien conocido, que consiste en copiar el gen que produce la proteína de la leche. Entonces lo insertan en una levadura, del tipo de las que hacen fermentar la cerveza o el pan. Y la levadura se dispone a copiar una y otra vez la proteína animal que le ha sido insertada, hasta hacerlo innumerables veces. Después le añaden vitaminas, minerales, grasa (vegetal) y azúcar, porque claro... ¡no es leche! Hay que enriquecer el líquido que se ha elaborado, proporcionarle sabor, textura, viscosidad... Y dependiendo de la instrucción que le hubieran dado al gen primitivo insertado, se obtendrán diferentes tipos de esta sustancia artificial (productos más o menos cremosos, por ejemplo).

Esta sustancia plantea de fondo varios problemas muy graves: el primero es que su consumo no ha sido probado sobre el ser humano, al contrario que la leche natural, los quesos y las elaboraciones fermentadas, que llevamos consumiendo al menos diez mil años, desde que se desarrolló la ganadería en el Neolítico. Y con resultados satisfactorios, en especial en lo que se refiere al grupo de elaborados (quesos) y fermentados (tipo yogur). El segundo problema es que se trata de una estrategia más que conduce a la quiebra del sistema alimentario que nos ha traído hasta aquí sanos, fuertes y numerosos. Estos dos peligros serían suficientes para realizar una reflexión profunda sobre esta cuestión, pero no le han dado lugar, porque esa bebida que imita a la leche ya está aquí.

Ya fabrican o desarrollan este preparado diferentes compañías con ubicación en España, India, Estados Unidos, Israel y Australia (al menos cuando escribo estas palabras). Esta nueva forma de pensar y actuar nos lleva a observar cómo hay un interés evidente por jugar a equilibristas con el orden natural. Y de paso con nuestras vidas como parte de ese ciclo, al que no seremos ajenos aunque no consumamos sus productos. Y no se engañen, a pesar del uso hasta el aburrimiento del apellido sostenible, en este movimiento no es la naturaleza lo que importa. Incluso teniendo en cuenta las amables palabras del bien estudiado *marketing*, tampoco importa la población, ni siquiera usted ni yo, por supuesto.

Porque esto no es el futuro, se trata de un presente que está aquí ya; muchos harán de conejillos de Indias, en primer lugar en Singapur, Estados Unidos e Israel, donde ya se comercializan estas bebidas (no las llamaremos leche). Después la ola nos alcanzará.

La preocupación por que una población consuma alegremente una batería de productos que rompen el ciclo vital que hemos tenido hasta la actualidad no es banal. Y no se trata de negar el progreso, sino de ponerlo a nuestro favor. En esta jugada se están desmoronando las opciones para la supervivencia del mundo rural, para la ganadería, para una alimentación basada en un ciclo natural, cuya última base son el sol y la tierra. La ruptura de un mundo que ha vivido vinculado a su propia naturaleza y ajustado a sus implacables leyes. Todavía no sabemos si las carnes y las leches que se fabrican en laboratorios mejorarán al ser humano o acabarán por destruirlo. Este nuevo movimiento, que no carece de intereses ideológicos y económicos, y que trata de instalar a esta sociedad en el absurdo, ha llegado para quedarse. Porque ¿quién se atreve a levantar la mano para expulsarlo de nuestras vidas? Agárrense, porque esto no ha hecho más que empezar.

VACAS Y *BOOTS*, UN MUNDO SOBRECOGEDOR

Al observar este panorama nos preguntamos si desaparecerán las granjas. Bueno, depende de cómo se mire: mientras las granjas tradicionales observan preocupadas su propio ocaso, aparecen otras. Estas granjas de *boots* no son alquerías corrientes rodeadas de pasto y aire libre, sino espacios repletos de dispositivos electrónicos y que se mantienen ocultos en su mayor parte. Allí se desarrolla una actividad frenética al servicio del mejor postor: controlan la información y la utilizan para sembrar el pánico, para dar noticias falsas o para engañarle a usted y a mí. Crean corrientes de opinión basadas en falacias, que por cierto, es algo muy diferente a presentar teorías de la conspiración. Y mientras estas granjas hacen ricos a algunos, pero no producen nada más que humo, mentira y podredumbre, las otras, las de las vacas, lo están pasando francamente mal. Y esas últimas sí nos dan de comer de verdad, proporcionan leche, quesos, yogures y todos esos derivados que son bien conocidos.

Es complicado saber con exactitud cuántas vacas lecheras se están sacrificando hoy en España. Los números son alarmantes y varían según las comunidades. En agosto de 2022 se había llegado a sacrificar hasta el 10 por ciento del total de este ganado. Sabemos que en Cataluña se han sacrificado 2.000 cabezas, los ganaderos vascos lo han hecho con más de 6.000 animales; y nada más que en la provincia de Córdoba (España) sacrifican 700 vacas semanalmente para poder asumir los costes de las explotaciones. Hay 40.000 granjas menos en producción en España, y 781 pequeños ganaderos han tenido que cerrar este año. Éstos solamente son unos números generales de finales del año 2022 y no exhaustivos, para que comprueben el problema que tenemos sobre nuestras cabezas.

Imaginen mucho más que ese vaso de leche o las gotas que añaden al café o al té cada mañana. Piensen que la leche es un componente indispensable de la cocina: en forma de bechamel, de flan, de chocolate y natillas, de todo tipo de panes, de repostería y golosinas, de helados y preparaciones infantiles. E incluso es fuente de sueros, caseína, leche condensada y evaporada o en polvo. La leche no solamente es útil en casa para esa taza calentita y reconfortante del desayuno: la industria de la alimentación requiere la presencia de leche en infinidad de procesos. Desde la producción de un helado hasta la fabricación de colas y pinturas, que necesitan caseína en su composición. Y no olvidemos las importantísimas leches para lactantes.

Y si la leche falta nos quedaremos también sin mantequilla, nata, quesos, yogures, kéfir y toda la cadena de lácteos, que en realidad es fenomenal, por su presencia en multitud de preparaciones, y que se entrelaza con multitud de otros productos y preparaciones. También es fuente de salud, porque el aporte de calcio de la leche no solamente es de muy buena calidad, es que el organismo lo asimila extraordinariamente (esta es la llamada biodisponibilidad, que en el caso de la leche es más del 85 por ciento), lo que significa que el ser humano es capaz de aprovechar el calcio con gran eficiencia.

Nuestro modelo de producción agroalimentaria está tambaleándose. Somos tan frágiles... Más aún cuanto más nos alejamos de los modelos sencillos que nos trajeron hasta aquí. Y mientras crecen ricamente esos dichosos *boots* en sus granjas y nos surten de quimeras, medias verdades (las peores) o imponentes invenciones, las vacas de leche se sacrifican y los ganaderos tienen que elegir: o ellas o la rentabilidad de sus negocios. Probablemente con lágrimas en los ojos, mientras que nosotros, con el corazón encogido, miramos con los ojos muy abiertos la subida de los precios. Quienes deben y pueden hacer algo están directamente interesados en el colapso de esta forma de vida, y disponen, eso sí, de una ineptitud inmensa que los certifica como líderes. Porque la realidad vinculada con el mundo de la alimentación se ha convertido en el absurdo absoluto, en un doble sentido que sólo se justifica por el interés mercantil de una parte: por un lado, se está tratando de deshacer el mundo que nos ha traído hasta aquí, provocando la ruina del campo, el desmantelamiento de granjas de producción animal, el elevado coste y las largas problemáticas de la agricultura. Por otro lado, se trata de imponer un tipo de alimentación basada en productos radicalmente diferentes de la dieta tradicional, algunos desarrollados en laboratorios, otros tan transformados que hace cien años nadie los habría reconocido como alimentos.

Como los ciclos históricos tienen una vigencia determinada, confiamos en que no siempre será así, de manera que, mientras pasa la tormenta, cocinen productos locales y coman cosas que signifiquen algo. Es una de las mejores formas de conservar el patrimonio, de apoyar el desarrollo de nuestros productores y de mantener incólume ese átomo de cordura que, no lo duden, prevalecerá.

LOS TONTOS DEL SIGLO XXI. UNA DISTOPÍA DEL SIGLO XXII

Al ver todos estos hechos podríamos imaginar que saltamos al siglo XXII, cuando todo estará pasado, e imaginar que un anciano nos cuenta algo así:

> «Durante miles de años, la humanidad se afanó en crecer, progresar, vivir de la mejor forma posible y ¡comer! Alimentarse para tener vigor y salud, para gozar de las cosas buenas de la vida. Hasta que ocurrió la gran catástrofe.
>
> »Esa humanidad del siglo XXI contaba con una larguísima tradición alimentaria, y entre otras cosas había desarrollado la vinicultura en época muy temprana, con anterioridad a seis mil años antes de la era cristiana. El vino hoy, en el siglo XXII, como entonces, en el XXI, es un producto natural, cuya fermentación se produce espontáneamente, que se bebe en comunidad, que transmite alegría y que se usa para enriquecer reconfortantes sopas y cualquier plato que se desee mejorar. Deleitaba la vida bebido con moderación y hasta era capaz de hacer soportables los peores momentos, mejoraba la diabetes, la hipertensión, algún tipo de cáncer y hasta las infecciones bucales. Se creó una auténtica cultura

del vino, porque aquello era un asunto de civilización, de progreso, de gente culta y preparada para vivir esa buena vida que traía aparejado el conocimiento. Las bodegas, al ir conociendo las bondades del producto, fueron mejorando, puliendo y cuidando el vino. Y desde la viticultura desgranaron la búsqueda de tierras apropiadas, aprendiendo después los métodos de envejecimiento en barricas de nobles maderas; cada detalle se estudió, se trabajó y se consiguieron unos magníficos resultados. Se concibieron vinos blancos, rosados y tintos; dulces y secos, espumosos, moderados y excesivos... Vinos aperitivos y tónicos, otros reconfortantes para el alma y reponedores de las fuerzas del cuerpo.

»Además del vino, el aceite de oliva fue otra de las grandes mejoras de la humanidad. Durante la Antigüedad no sólo se utilizaba para las comidas. También era vehículo para la farmacología y la medicina; se usaba para iluminar, para dar masajes, como excipiente e incluso en cosmética. Pero donde el aceite de oliva brillaba era en la cocina. La dorada y rica grasa del mundo mediterráneo era extraordinaria. Hasta tal punto que incluso médicos e investigadores de todas las naciones viajaron hasta su cuna a estudiar aquellas maravillosas cualidades. Era más que un alimento: el aceite de oliva era curativo. Mejoraba la circulación, aportaba valiosos antioxidantes, mejoraba el riesgo cardiovascular y a pesar de todo se vendía en supermercados y no en farmacias. Por no hablar de las distintas aceitunas con las que se elaboraba y la fragancia, palatabilidad y placer que aportaba a cualquier plato en el que se usara.

»Estas gentes del XXI también desarrollaron unos sistemas ganaderos extraordinarios, que habían empezado a expandir en pleno Neolítico, desde más de doce mil años antes de la era cristiana. ¡Formidable avance! Aprendieron a cuidar las distintas razas, a mejorarlas, a criar algunas que se especializaron en producir leche, ¡y qué leche! ¡Y qué quesos! Además, había veterinarios y expertos en alimentación que se ocupaban de que todo el ciclo fuera sano, seguro y proporcionara buenos resultados. Vacas, cerdos, pollos, pavos, perdices... la naturaleza puesta al servicio humano, de su buena salud, de su placer y de su nutrición. El mejor mundo que se pueda imaginar, quizás el momento más brillante de la historia en términos de confort y vida para millones de personas. Pero no era suficiente: ahítos de malos espíritus, inauguraron una era de muerte para ancianos, enfermos y niños en el vientre materno, algo muy parecido a lo que ocurrió durante las épocas estaliniana en Rusia y nazi en Alemania, durante el siglo anterior. A la muerte programada la llamaron eutanasia y aborto, porque les daban miedo las palabras.

»Lo que ocurrió después ya lo sabes, hasta un escolar conoce esta historia. Y hoy, avanzado el siglo XXII, nos maravillamos de que la humanidad no desapareciera entonces. El éxito del siglo pasado fue tal en todos los aspectos que ocurrió lo que pasa en todos los ciclos de la civilización: una auténtica debacle tan impresionante como fue la caída del Imperio romano.

»Hoy estudiamos la historia del siglo XXI con absoluto asombro. ¡Menos mal que terminó aquel tiempo banal! Ellos mismos destruyeron su mundo, lo mejor que tenían, en lo que llevaban siglos trabajando y progresando, y gracias a lo que llegaron a ser lo que fueron. Asómbrate: entre ellos mismos hubo gente que denunció y hasta sancionó al vino por su mejor característica, el contenido en micronutrientes y alcohol; castigaron al aceite de oliva por calórico en una supuesta mejora llamada Nutriscore cuyas premisas eran endebles y, como se vio después, terminaron conduciendo a una confusión generalizada. Además, estas gentes olvidaron el consumo de pan de buena calidad, e incluso las hortalizas que se recogían en todos los huertos que se encontraban en el entorno de las ciudades.

»Lo peor llegó cuando, alentados por unos pocos ignorantes y agitadores, se dedicaron a deshacerse de sus buenas carnes, y así, vacas y bueyes fueron sacrificados. Después, con fútiles excusas, sacrificaron a los cerdos, a los pollos y al resto de las aves. Y empezaron a comer gusanos y larvas, como los simios; lo hicieron con repugnancia, pero las comieron. El trigo desapareció: sólo algunos afortunados siguieron cultivándolo en lugares apartados. Y junto con la soja, el gran negocio emergente, los insectos inundaron el mercado de los alimentos. No se contentaron con eso, y fabricaron lo que la naturaleza ya producía por ellos. Así, en un acto fatal de soberbia desarrollaron alimentos de laboratorio complejos y elaborados, como una alquimia inversa que ya no buscaba oro, sino enfermedad. Olvidaron las reglas del viejo Hipócrates, que ya lo sabía casi todo, hasta tal punto que las enfermedades asolaron la Tierra.

»Los recordamos porque, hoy, estas gentes del siglo XXI son un modelo de lo que no hay que hacer. Entonces sólo importaban el poder y el negocio de unos pocos, que no teniendo suficiente asfixiaron a los demás. Abandonaron el campo y el mar, y la naturaleza se tomó su venganza. Hordas de embaucadores convencidos terminaron por hacer el resto, y mientras comían proteínas fabricadas en los laboratorios que terminaron desapareciendo, los sencillos, sanos y fáciles alimentos naturales casi llegaron a su extinción. Y con ellos, los seres humanos, afectados por enfermedades artificiales, por otras que jamás habrían existido de haber continuado con el tipo de vida tradicional, por debilidad y hasta de su propia mano, porque con la escasez llegó el quinto jinete: ¡la guerra!

»Era evidente que ocurriría, y aquel despreciable mundo que olvidó los principios, la moral, los alimentos, la tierra y la humanidad en su más amplia expresión, terminó desapareciendo. De ellos nacimos nosotros, con la lección aprendida, cansados de excesos, de prisas, de un mundo que se convertía en una columna sin fin y sin Dios. Así que algo tenemos que agradecerles: que hemos aprendido la lección. Y hoy, en el siglo XXII, somos muy pocos, pero, hijo mío, sin falsa humildad te diré que somos mejores».

Ojalá que nadie oiga esta historia o ninguna similar en el futuro.

TERRITORIO, GASTRONOMÍA Y SALUD

La alimentación no es una actividad aislada, solitaria y alejada de la realidad. Muy al contrario, siempre empieza en la tierra, y es hija de la primera de las culturas, la agricultura. Los productos vegetales y animales no salen de los expendedores frigoríficos: necesitan agua, luz, alimento y manos que los cuiden, veterinarios, agricultores, ganaderos, pescadores, biólogos. No hay comida sin el primer medio, pegado a la naturaleza, de cuyo ciclo somos parte fundamental; no hay supervivencia lejos del campo, del mar, de la huerta. Así que después de organizar sociedades complejas, vidas sofisticadas y alejadas de esa auténtica realidad, tenemos que volver el rostro al campo cuando queremos hablar de alimentos. Siempre y en primera instancia volvemos a él, preguntándonos qué nos dará, cuándo lo hará y a qué precio.

Era cierto: la dieta mediterránea es la clave para una vida más saludable. Nuestro patrimonio alimentario no sólo es fuente de gozo, es fuente de salud.

Las comidas propias de la tradición española son suculentas y a muchos nos gustan una barbaridad. Como todo lo bueno, requieren un ingrediente extra que, desgraciadamente, a muchos les suele asustar: un pequeño esfuerzo en el tiempo dedicado a hacer la compra, a preparar y a guisar los ingredientes. Con frecuencia no son recetas complicadas, sólo unos cuantos pasos que desde luego justifican su sabor, su precio y el aporte saludable, que con frecuencia es magnífico.

Desconocemos las bondades de nuestro patrimonio gastronómico hasta que llegan de otro país a contarnos que sí, que nuestra alimentación mediterránea, tradicional y cotidiana, la sencilla, la de todos los días, resulta que es fabulosa. Guisos de garbanzos y lentejas, ensaladas y gazpachos, pisto, escalivada, empanadas caseras, migas manchegas o un buen bacalao al pilpil; incluso el bizcocho de la abuela y toda esa batería de platos que cualquier familia maneja entre sus favoritos, resulta que ahora son prémium. Algo de lo que las gentes sensatas jamás habrán dudado. Armados con aceite de oliva virgen extra, con cereales y legumbres y hortalizas, con frutas y pescados, carnes y huevos, con vinos y vinagres españoles para reponer el espíritu y mejorar la cocina, es posible defenderse contra los ultraprocesados. Que son precisamente el núcleo de la cuestión, y que representan un binomio salud-alimentación de lo más interesante.

Lo malo es que esta sociedad se ha acostumbrado. Lo malo es que se juega al engaño dentro de los límites de lo legal. A veces, hay palabras que no son mentira, pero que son verdades muy matizables. Ocultar es engañar, llegar a esos límites también. Y en cuestiones de alimentos, este cúmulo de pequeñas verdades termina confundiendo y (lo peor) deteriorando la salud del consumidor.

Los alimentos ultraprocesados no son saludables. Así de sencillo y tajante: es fácil entender que si se puede elegir, se debe seleccionar uno natural. Pero como son un extraordinario negocio, para venderlos se usan unas palabras que resultan positivas y que con frecuencia son huecas; también se eluden otras que, sin embargo, definen la realidad más fehacientemente.

Bebidas carbonatadas y azucaradas, productos de aperitivo, tipo chips, bajo cualquier denominación o formato, precocinados elaborados con grasas de mala calidad, a veces sometidos a temperaturas elevadas que deterioran estas grasas... Hay multitud de productos que se consumen diariamente, cada vez en mayor medida, y que en una suma de constante ingestión se pueden convertir en un perjuicio para la salud. Y es difícil salirse de ese ritmo de comidas.

Las grasas son especialmente sensibles a esta cuestión, de ahí la importancia de seleccionar para el consumo grasas de excelente calidad, como el aceite de oliva virgen extra, por ejemplo. Útil para tomar en crudo, para freír, para estofar, para absolutamente cualquier elaboración. Las grasas sometidas a un proceso de hidrogenación (que consiste en transformar una grasa líquida en una sólida), a pesar de que los componentes originales son saludables, terminan desarrollando, precisamente debido a este proceso, las temidas grasas trans. Si se desea consumir grasa untable, que sea sólida a temperatura ambiente, se debe recurrir a la mantequilla, cuyo consumo equilibrado se encuentra dentro de los parámetros de una dieta saludable.

La cuestión es que las excesivas transformaciones de los alimentos los han hecho más seguros, han conseguido buenos sabores y gran presencia, pero ¿son siempre realmente más saludables que los platos elaborados con métodos tradicionales? Ya sea en casa, ya sea en restaurantes donde se trabaja bien, son preferibles a los platos elaborados consumidos cotidianamente. El esfuerzo de comprar bien y de cocinar sencillamente se ve refrendado por platos con mucho sabor y saludables. Comprar productos básicos y transformarlos en casa es el viejo tándem mercado + cocina que sigue funcionando bien. Para el bolsillo y para la salud.

Ése es justamente el caballo de batalla del doctor Andrew T. Cha, de la Facultad de Medicina de Harvard, y de un grupo de colegas que han presentado recientemente en un artículo (en *Jama Network*) en el que se ha estudiado un universo de mujeres en el que se vincula el consumo de ultraprocesados, incluidas las bebidas (y especialmente los edulcorantes artificiales) con riesgo de depresión. Entre su grupo de estudio, quienes basan más del 20 por ciento de su dieta en este tipo de alimentos pueden desarrollar con más facilidad enfermedades mentales. En su análisis, asocian los ultraprocesados con la depresión en particular, porque ese exceso de alimentos no saludables realizado de forma cotidiana conduce a inflamación crónica, que termina vinculándose con la enfermedad. Además de los problemas de obesidad, cardiovasculares y el cáncer, tenemos esta otra cuestión añadida, lo que nos debe hacer reflexionar sobre nuestro estilo de vida.

Hay muchos estudios que avanzan esta vinculación entre la alimentación y la salud en diferentes ámbitos. Hipócrates ya lo tenía claro, pero hemos tenido que esperar a que la ciencia moderna lo demuestre, lo que nos reafirma en los principios.

Y esta de la alimentación y la salud es una cuestión justamente afín a los principios. Todas las culturas y civilizaciones que han dejado atrás sus preludios fundacionales han terminado desarrollando conflictos de diferente índole, que les han conducido a un declive. Manifestándose en cada caso en muchos aspectos, pero también en cambios de patrones alimentarios. Es decir, la alimentación muda a lo largo del tiempo, vinculándose en todo caso con la variabilidad cultural y con el comportamiento de una sociedad. En nuestro caso es evidente que una parte de esas modificaciones devienen en una pérdida de salud. Y lo sabemos fehacientemente: sólo hace falta actuar de forma sencilla pero efectiva, actuar en un activo gerundio, que es el tiempo de la acción: cocinando.

Recordando y revitalizando la cocina tradicional en las comidas de cada día, capaz de vivir de nuevo una etapa brillante, superados algunos de los problemas que presentaba, aligerada, revivificada y puesta al día. Acomodada a las necesidades de hoy y con el conocimiento que tenemos sobre el correcto uso de las grasas, los equilibrios necesarios entre diferentes grupos de alimentos y las combinaciones más adecuadas.

El progreso debe servir para esto precisamente: para mejorar un tipo de alimentación compuesta por platos tradicionales que presenta en sus fundamentos ingredientes excelentes también para la salud. Facilitando que en cada casa puedan usarse los alimentos básicos de forma correcta, ayudando a que cocinar sea más hacedero. En realidad, nunca en la historia cocinar ha sido más viable: disponemos de electrodomésticos asequibles y bien adaptados a nuevas formas de vivir, se han desarrollado técnicas magníficas, sabemos mucho sobre las cocciones de verdura... Sólo hace falta ponerlo en práctica. Y para ello, crear nuevas rutinas y organizar la vida de manera que se extraigan de cada producto todas sus posibilidades, convirtiéndolos en esa fuente de salud y placer que son claves en la buena alimentación.

El apasionante mundo de la alta gastronomía lleva siglos dando que hablar: salsas enjundiosas, bocados exquisitos, banquetes míticos, personajes inteligentes y *gourmets*... Hoy más que nunca, con los grandes congresos y encuentros internacionales, hay una impresionante competencia para innovar y presentar ingenios gastronómicos. En otro aspecto, llevamos tiempo asistiendo a una carrera por la originalidad, aunque, desgraciadamente, sin el freno del sentido común, y lo digo en concreto porque en los últimos años hemos presenciado el nacimiento de bombones, mermeladas y espumosos regados con oro. Arcilla, caolín y compost adornando platos «con profundo aroma a tierra», ¡seguro! Y se observa como pocos heterodoxos del movimiento gastronómico actual claman por lo que ya ha sobrepasado los límites de lo comestible.

El ser humano no digiere tan nobles metales, ni tampoco la tierra. Son elementos que no aportan sabor ni aroma, que pueden ser tóxicos y que el aparato digestivo no asimila. ¿Por qué se han llegado a cocinar estos desatinos? La gastronomía no debe ser la excusa, y hay que decirlo claro: comer bien, inteligentemente, con placer, no pasa por ingerir metales, tierras ni otras sandeces. Está en juego el vedetismo, la —ya insana— competición por el absurdo de algunos grandes cocineros. Quizás no es necesario que jueguen a ese juego, porque cocinar (y hacerlo bien) ya es un reto. El apasionado por la alta cocina tratará de comer platos suculentos, alejando sensatamente de la mesa oros, arcillas y otros disparates.

¿ES COMIDA TODA LA OFERTA CULINARIA ACTUAL?

La cuestión de los ultraprocesados no se queda únicamente en cuestiones de patrimonio o de sabores uniformes: la terrible gastrificación también afecta a la salud. Los índices de obesidad en España son alarmantes, los últimos nos dicen que un 16,5 por ciento de los hombres de más de dieciocho años y un 15,5 por ciento de mujeres la padecen. Y el 10,3 por ciento de los niños. Son unos porcentajes elevados, y es un tipo de obesidad muy diferente a la que se veía hace algunas decenas de años. Desde luego, la obesidad se ha convertido en una auténtica pandemia preocupante, sobre la que necesitamos reflexionar. Banalizar este asunto convirtiendo una enfermedad en una reivindicación es un desatino.

A este dato se suma la carestía de los alimentos, cuestión con la que probablemente se relacione, sumada a la falta de ejercicio físico, pero sobre todo con la abundancia y bajo coste de los platos elaborados de mala calidad, sobre todo en relación con los productos frescos sin transformar. La cuestión es casi inquietante: ¿es posible que los buenos productos, sencillos y sin transformar sean más caros que los platos elaborados? Es una cuestión algo más que curiosa, es una verdadera paradoja que nos conduce a preguntarnos si todos esos platos tan económicos y asequibles son realmente comida, auténtica comida. Y si no lo son, y todos lo sabemos... ¿por qué se siguen consumiendo?

Quizás haya llegado el momento de reflexionar sobre la paradoja de cómo los elevados índices de audiencia de los programas sobre cocina no se vean reflejados en la vida cotidiana. Ni en las estadísticas de obesidad ni en la correcta progresión de los hábitos alimentarios, no sólo de los españoles, sino de todo Occidente.

Es decir, la gente piensa en comida, ve programas sobre comida y habla sobre ella. Pero ni cocina ni come bien. ¿No resulta extravagante esta combinación? Esta inconsistencia tiene una aparente explicación bastante sencilla: a esas personas que viven así les gusta observar, sin esforzarse. Ver la tele es una actividad pasiva, que no exige esfuerzo, mientras que elegir una receta, hacer la compra y cocinar son actividades que sí requieren vigor para ponerse en marcha, un poco de imaginación para hacer recetas buenas y un rato de dedicación a prepararlas. Y no es que todo ello suponga un esfuerzo imposible: el proceso sólo requiere ciertos bríos y un poco de organización.

Así que, quizás, la cuestión sea más profunda y la clave sea que faltan ganas para realizar pequeños esfuerzos. Porque a todo el mundo le gusta comer bien y todos queremos estar sanos, y éstas son dos afirmaciones generales que se pueden aplicar a todos nosotros. Pero para conseguirlo fehacientemente hay que ponerse a ello. Si alguien desea que sus comidas estén cocinadas con un buen aceite de oliva virgen extra, por ejemplo, no se pueden seleccionar platos preelaborados, porque en un porcentaje que impresiona cuando se conocen uno a uno no lo lleva. Y así con innumerables ingredientes, no sólo de los que carece este tipo de cocina, sino los que se añaden en exceso y sin necesidad, o incluso el uso de técnicas que deterioran muchos componentes nutricionales propios del alimento original.

Es posible que convenga reflexionar en este sentido, dedicar menos tiempo a esas actividades pasivas que para colmo abren el apetito (que se satisface con refrescos y aperitivos fáciles y embolsados), y ponerse en marcha para buscar buenos ingredientes y cocinarlos personalmente. O elegir restaurantes y bares donde se cocine de maravilla.

Engullir cualquier cosa para aplacar el hambre es útil, sí, pero no es bueno ni es saludable. Nos enreda en ese maremágnum de prisas en el que nos hemos acomodado en este siglo de contrastes, y ha llegado el momento de cambiar de posición. ¿Recuerdan la conexión de los alimentos con los ciclos de la naturaleza? Cuando guisar un pollo era una fiesta, o cuando llegaba la temporada de otoño y la cocina se colmaba de aroma a higos, a uvas y caquis, a granadas, mezclados con los últimos tomates maduros y a punto para una buena salsa. El recuerdo de los olores y el sabor de los auténticos alimentos pueden ser una buena imagen para empezar. Quizás sea mejor disponer una temporada de determinados productos de muy buena calidad y precio a tenerlos todo el año de escasa calidad. Pero ese tiempo ha pasado, ya no se puede elegir entre una opción y otra, aunque sí seleccionar los de temporada, cuando llega su momento óptimo, queda a merced del consumidor cuidar su sallud, vigilar su bolsillo y buscar alimentos frescos.

La comida debería volver a ser comida, no una amalgama de productos hipertransformados, modificados, sazonados y enriquecidos con colorantes, conservantes y potenciadores del sabor. Todos los mismos aunque en distinto porcentaje, de ahí la uniformidad de los ultraprocesados. Que quiebran la salud, mientras pagamos por ellos, en un ciclo absurdo de nuevo que lleva a enfermar en esa inaudita paradoja en la que alguien se beneficia, pero ese alguien no es el consumidor. Comer no puede ser una cuestión de ideología, no se puede prostituir de esa forma algo tan necesario para la salud, para el gozo de vivir. Pero sólo lo conseguiremos si hay una exigencia vehemente del consumidor, si se dejan de consumir esos alimentos que sólo aplacan el apetito y engordan absurdamente, porque en realidad no alimentan. Y no hablemos de insectos, carne de laboratorio y otras transformaciones de la ingeniería alimentaria a los que ya se ha hecho referencia.

Hay que acercarse de nuevo a las verduras y legumbres, a las carnes, a los pescados, a las aromáticas y a los frutos de otra forma, porque no sólo son los ingredientes que producen el placer de comer bien si están bien aderezados. También son una de las claves para una vida más saludable, y parte de una cultura, conformando el auténtico patrimonio. Defender lo que nos corresponde, como seres que forman parte de la naturaleza y deben vivir en equilibrio con ella, hacer el esfuerzo que exige la vida y reclamar productos hijos de esa naturaleza, como nosotros mismos. Volver a comer bien es posible, pero exige de cada uno un pequeño esfuerzo, alejarse de las corrientes fáciles, baratas e industriales que piensan en usted como en un número.

PISTAS PARA LA JUVENTUD ETERNA

Comer es parte de una forma de vivir, de un estilo de vida para estar más sanos y envejecer bien. La eterna juventud es un viejo anhelo de la humanidad: quizás cada uno de nosotros ha fantaseado con vivir una madurez repleta de fuerzas juveniles. Eso es lo que añoran los mayores, vivir en un cuerpo que no sea un enemigo, sino que les proporcione unos días amables y una vida despreocupada del exceso de cuidados, de medicinas, de precaución.

Parece una idea bárbara, efectivamente. Sanidad se ahorraría los costosos servicios de gerontología, una gran parte de las goteras que vamos desarrollando desde jóvenes, y la Seguridad Social nos tendría en activo toda la vida. Eso es seguro. Cotizando, vamos. Podríamos vivir más activamente la vida de los hijos y nietos, ser más útiles durante más tiempo.

La preocupación por revertir el envejecimiento es un viejo anhelo humano, que todavía no hemos conseguido. No se trata tanto de conseguir la eternidad, sino de vivir con vitalidad durante toda la vida. Hay incluso empresas dedicándose a esta labor de revertir los daños para conseguir rejuvenecimiento, como la famosa Altos Labs, en cuya plantilla cuentan incluso premios Nobel, y en cualquier caso grandes cabezas de la academia. Ojalá que se consiga el sueño de revertir el envejecimiento, de conseguir vivir una vida plena totalmente.

Sin embargo, hay algunas preguntas que hacer a esta teoría. ¿Qué hacer con el cansancio mental, vital? Con esa fatiga que no tiene que ver con la del cuerpo. ¿O quizás sí tienen relación? La alquimia antigua se apasionó literalmente por encontrar fórmulas para rejuvenecer, pero con frecuencia utilizaron metales tóxicos como el mercurio. Y hoy necesitamos mucho más y mejor, claro. Ralentizar el envejecimiento, o postergarlo para siempre forma parte de esa cruzada. Sin embargo, y por el momento, hay ciertas pautas que sí nos pueden conducir a una vida mejor y más saludable. La primera es la alimentación, la segunda el descanso, la tercera el ejercicio y la cuarta, finalmente, la disposición mental, las emociones y nuestro propio carácter. Porque somos materia, pero hay algo más que la anima, y es eso justamente lo que nos hace humanos. La disposición personal, el ánima es sin duda sustancial, es la luz de todo lo demás.

Ya sabemos que la alimentación es clave para una mejor salud. Comemos varias veces al día y transformamos esos alimentos en parte de nuestro cuerpo. Somos, de la forma más íntima posible que puedan imaginar, aquello que ingerimos; nuestros hábitos nos fabrican. Se habla de las dietas bajas en calorías, siempre que los nutrientes sean, además, de excelente calidad. Los centenarios de la isla japonesa de Okinawa consumen casi un 20 por ciento menos de calorías que un occidental. Aunque confesémonos con tristeza que reducir la cantidad de alimento drásticamente puede ser muy duro.

Sin embargo, hay alimentos que debemos abandonar para siempre y otros que deberían ser nuestra guía. Usted ya sabe cuáles debe descartar: la comida procesada, los platos elaborados, con exceso de grasa de mala calidad, la bollería y panadería industrial, el alcohol, los tóxicos... No hay secretos aquí. Aunque también la genética tiene un papel importante: es una auténtica lotería que nos condiciona en la casilla de salida, y que desconocemos. Es como una caja cerrada cuyo contenido solamente podremos conocer al final de la vida. Así que es mejor ser prudente.

Y eso sí, podemos abonarnos a cuatro grupos principales de alimentos que nos ayudarán en la tarea de vivir más y mejor. El primero de ellos es el de las proteínas: carnes, pescados, huevos y lácteos, en cantidad moderada, porciones magras principalmente. El segundo está compuesto por las grasas de buena calidad, siendo el aceite de oliva virgen extra la primera de ellas. El tercero es el de las semillas y frutos secos, vinculado con el de las grasas; no hay que temer consumir cada día una pequeña porción de ellos. Tienen una composición extraordinaria, pero no los coma cuando estén rancios, porque harán justamente el efecto contrario. El cuarto grupo es el más extenso, porque es el compuesto de hortalizas, verduras, frutas, cereales, hierbas aromáticas y legumbres. Pero es muy interesante, porque la variedad en el consumo de estos productos, a ser posible cuando están en temporada alta, nos proveerá de los nutrientes suficientes y variados. Hay un grupo entre ellos especialmente interesante que es el de la familia de las coles, ya que ayuda a protegernos contra el cáncer por su riqueza en un compuesto denominado sulforafano.

No hay riesgo cero contra la enfermedad, pero sí una vida sana que evite numerosas enfermedades. Hace dos mil años, Catón el Viejo comía siempre que podía una ensalada de col aliñada con vinagre, y a eso atribuía su extraordinaria fuerza y longevidad. Quién sabe, es posible que funcionara con él. Desde luego, envejecer con salud y grácilmente es más complejo que unas pocas recomendaciones genéricas. Nuestro médico nos ayudará a desarrollar un estilo de vida sano, o más sano. Por supuesto, es imprescindible una férrea voluntad, ganas más que recursos económicos, aunque éstos, por supuesto, hacen que todo resulte más fácil. Y una penúltima pauta: hay que cocinar los alimentos de forma sencilla, sin ahumar, sin que se tuesten excesivamente. Tomar alternativamente algunos de origen vegetal cocinados o crudos. Se puede abusar de las ensaladas de verduras.

Enfrentémonos a la vida con serenidad y alegría. Desconocemos si seremos eternos alguna vez, y es posible no estar seguros de anhelarlo. Aceptar sosegadamente que somos mortales es posible que nos haga vivir el presente con más gozo. El emperador filósofo Marco Aurelio decía en sus *Meditaciones* que la vida está creada por nuestros pensamientos. De manera que habrá que cuidar también lo que pensamos. Y, por qué no, cocinar también esos platos que nos pueden ayudar a disfrutar de una vida mejor.

¿A QUÉ HUELEN LAS COMIDAS DE HOSPITAL?

En esa búsqueda de la salud tratamos de vencer la enfermedad, y a veces se hace necesario recurrir a los hospitales. Los templos de la salud, de la curación, aunque reconozcamos que en ellos no siempre huele bien a la hora de comer. Se percibe ese característico aroma de cocina hospitalaria. Qué sana y áspera es. ¿No podría ser igualmente saludable pero más grata?

Echemos la vista atrás, casi hasta la mítica época en la que dioses, héroes y humanos convivían —metafóricamente— en el Mediterráneo. En aquellos tiempos también la salud, como ahora, importaba, y mucho, hasta el punto de que representaba un gran prestigio pertenecer a las familias de estos míticos sanadores. En la Antigüedad se decía que la familia de uno de los grandes médicos de la historia, Hipócrates, descendía de Asclepio, dios de la medicina y protector de la salud. Y era este Hipócrates, de larga experiencia y atinado criterio quién señalaba con decisión que el alimento debía ser curativo, y que el vigor empezaba en la alimentación. Con el fin de restaurar esa salud perdida se establecieron en diferentes ciudades griegas estos santuarios-clínicas en honor al dios Asclepio, que se hicieron muy populares en su tiempo. Uno de los más famosos fue el hospital de Asclepio en Pérgamo, fundado por el poeta Arquias en el siglo IV a. C. Siglos después allí se formó Galeno, natural también de Pérgamo, quien se dedicó en sus inicios a auxiliar a los gladiadores, práctica de la que obtuvo una gran experiencia. Aquél era un hospital destinado principalmente a la curación de enfermedades mentales: trataba el cuerpo y el espíritu conjuntamente. Se encontraba en el centro de una zona boscosa y ajardinada donde se cultivaban hierbas medicinales y se disfrutaba de música, de gimnasios y baños fríos y calientes, al estilo de unas gratificantes termas. Además, contaba con una buena biblioteca y se gozaba de obras teatrales. El concepto era el de promover la restauración de las fuerzas tanto físicas como del espíritu, una idea que parece de última generación y que sin embargo se concibió al menos hace 2.500 años. Una clínica-balneario que también trataba el espíritu; parece casi un sueño.

Una de las terapias habituales era el ayuno, que se prescribía como método para evitar la pesadez y otros males. Y en este hospital de Pérgamo se buscaba incansablemente la *panacea*, el mítico medicamento con capacidad para curar todas las enfermedades, que se escudriñaba en las plantas y los alimentos. El caso es que este criterio caló en el mundo de la medicina antigua, y se reafirmó este criterio hasta Galeno, quién siglos después se persuadió a los veintiocho años, después de sus primeras experiencias, de la necesidad de seguir lo que llamó unos preceptos higiénicos, entre cuyas prácticas estaba la alimentación. Desde tiempos de Hipócrates se conocía que era esencial una correcta nutrición, no sólo para curarse, también para una vida sin enfermedad. Así que, desde entonces, la medicina ha considerado que la nutrición es uno de los cauces fundamentales para restituir la salud y evitar la enfermedad.

El desarrollo de la salud pública ha sido extraordinario desde entonces, y más aún en los últimos años. Hoy, los hospitales tienen servicios de nutrición de una soberbia profesionalidad y eficacia, y con ellos son fundamentales los servicios de cocina o *catering*, que dependiendo del centro son igualmente excelentes. Con personal muy involucrado y experto, que con frecuencia ama su trabajo y se preocupa por hacerlo bien. Así que el progreso en este sentido es bienvenido, porque es en servicio de toda la sociedad y a cualquiera nos puede afectar en algún momento.

Sin embargo, aún queda un pequeño detalle, porque muchos enfermos siguen quejándose del olor de las comidas de hospital. Por lo general, son comidas con poco o nada de sal, muy neutras y fáciles de digerir, preparadas para distintos colectivos que requieren dieta blanda, astringente, sin lácteos, en un largo etcétera. En realidad, nadie quiere que la comida provoque problemas en el transcurso de una recuperación, sino todo lo contrario, que proporcione las fuerzas necesarias y no dañe. Ya saben, el milenario *primum, non nocere* (volvemos a Hipócrates). Pero los pacientes se entristecen a pesar de la calidad en tantos sentidos, porque comer es con frecuencia el único placer que les queda cuando atraviesan una enfermedad. Y suelen ser muy sensibles a un olor que no les agrada. Para ellos, con frecuencia, esa comida forma parte del proceso de curación que es inevitablemente desagradable, pero en realidad ¿debe serlo?

Así que tenemos una interesante cuestión sobre la mesa, sobre esa mesa flotante de la cama de un hospital que alguna vez todos hemos visto. ¿Deben llevar los familiares comidas caseras y amables al enfermo para que le ayuden a recuperarse y a mantener el ánimo? Con esta solución volveríamos a las casas de curación medievales, aunque les aseguro que es una opción mucho más común de lo que parece.

La regeneración de los platos, es decir, el volver a ponerlos en forma de poder ser consumidos, calentándolos, es justamente la causa de los olores. Y en cuanto al desarrollo de dietas personalizadas, no sólo en lo negativo (quitar la sal, evitar grasas, retirar el azúcar), quizás será posible algún día desarrollarlas en lo positivo, buscando algunos de esos platos que alegran la vida, hasta en un hospital. Animando así al paciente a una recuperación más ágil.

Porque, como ya conocía perfectamente la medicina en el mundo antiguo, las emociones influyen notablemente en el proceso de curación. Y también la alimentación.

Sigan cocinando esas recetas que restauran el espíritu, que alegran la vida y que fortalecen la salud. Comer bien no sólo nos proporciona placer y nutrientes, consigue algo muy importante: forma parte de la alegría de vivir.

NUESTRO TIEMPO

Cada uno de los tiempos de la historia es único, y se caracteriza precisamente por esta cualidad. Singularidad, una a una de las etapas, complejidad a veces y siempre el factor humano, que lo condiciona todo y de alguna forma nos hace similares a otras sociedades en otros tiempos. Los ciclos que se alternan y se repiten, constantemente y de forma diferente cada vez, con sus propias particularidades, van conformando esa dinámica histórica siempre en movimiento.

La época tecnológica es esta nueva época, nuestro tiempo. A ella me he referido explícitamente en mi obra *Ciencias de la Gastronomía*[6] , y a la necesidad de reconocer que vivimos en una era diferente. Un tiempo repleto de incertidumbres

Repleto de incertidumbres, de preguntas y de cuestiones sin resolver. En el que es tan sencillo propagar cualquier cuestión que en pocas horas ha dado la vuelta al mundo,

6 *Ciencias de la Gastronomía*, 2019, pp. 52 ss.

en el que es tan fácil crear nuevos productos, sistemas de conservación, modas, mentiras... Casi cualquier cosa la hace posible la tecnología. Todo menos lo estrictamente humano: la serenidad de Marco Aurelio, la religiosidad en la naturaleza de Francisco de Asís, el manejo de la lengua de Cervantes, la imaginación de J. R. R. Tolkien, el humor de Woody Allen, la plasticidad de Velázquez, y así una larga lista de creadores, autores, pintores, filósofos. Este tiempo con tantas posibilidades para cualquier ser humano, quizás como nunca hemos tenido, también presenta problemas. Como es la cuestión de la alimentación, con abundancia mal repartida, con excesos en unas zonas hasta la enfermedad; con exigüidades en otras, hasta la enfermedad en el otro extremo, igualmente. Un mundo que ha extraviado sus raíces y que ha enloquecido de prisa y de ambición, que carece de tiempo para las cosas importantes y que gasta una enorme cantidad de este en nimiedades. Un mundo que, en cierta medida, ha perdido la ilusión y que está asombrado y arrodillado ante las posibilidades que brinda la tecnología, que es precisamente lo que le caracteriza y le diferencia de otras etapas históricas.

Un mundo en el que se hace necesario aclarar innumerables aspectos que nos confunden y que se pueden matizar. Un mundo maravilloso repleto de intereses, en el que es necesario tener muy bien definidos los objetivos, las cosas importantes y la posición en la vida. Se trata de una cuestión de rabiosa actualidad, pero que a la vez es un clásico en la reflexión humana, que siempre se ha interesado por su mundo, por sus circunstancias y su entorno. Ahora el ser humano sigue siendo el mismo y se cuestiona las mismas cosas en diferente entorno, sobre las cuales reflexionaremos en este capítulo, en referencia a esta nueva serie de fórmulas de alimentación, al cambio climático, a las dificultades, la escasez, la decadencia y las nuevas oportunidades. Vivimos tiempos inciertos, con saltos al vacío que una vez nos parecieron ciencia-ficción, pero no lo son: es sólo esta esdrújula realidad en la que nos ha tocado vivir. Y se trata de una realidad acuciante e instigada, no casual, y que algunos consideran perturbadora.

La dinámica histórica presenta ventajas e inconvenientes: son los cambios sociales, de conocimiento, de producción los que aportan novedades. Y no siempre son cómodos, mejores, más perfectos o adecuados. Con los cambios aparecen las novedades, que aportan también dificultades. La subida de la cesta de la compra, de los alimentos cotidianos y de todos los días, por ejemplo, se ha convertido en un fenómeno global que nos afecta a todos porque el problema está en la raíz. En la problemática de distribución poscovid, en las cuestiones vinculadas con la guerra en Ucrania y en circunstancias que en otras ocasiones han sido pasajeras, pero que se han complicado.

Todas estas circunstancias y el intento de implantación de la famosa Agenda 2030 con el objetivo de establecer una forma diferente de producción y consumo, nos están conduciendo hacia problemas más graves que los que tratan de solucionar, ¿algo ingenuamente? Es incomprensible el cierre masivo de explotaciones ganaderas y agrícolas en los Países Bajos, uno de los productores más importantes de ganado lechero, porcino y avícola, con el fin de evitar la contaminación por nitrógeno. Se ha creado un grave problema, que vivimos en el presente y que inaugura una importante crisis agrícola y ganadera, que es un auténtico aviso para el resto de Europa. Una crisis de la que este es un eslabón más, y que está generando un problema serio en la cesta de la compra para todos los europeos.

Hay un interés evidente, no oculto, que está actuando a la vista de todos y ante todos, y que se refleja en multitud de cuestiones como la anterior, con el fin de evitar que nos centremos en lo verdaderamente sustancial, que es ese cambio interesado que se promueve y que se está haciendo realidad día a día. Y que lleva en retahíla un ataque al mundo ganadero, una deserción del mundo rural —sí, a pesar de las palabras grandilocuentes— y, por supuesto, un cambio en el modelo alimentario que ya está bastante avanzado, por cierto. Y que, como es normal, afecta al modelo productivo, especialmente al español, que no olvidemos que está basado en una potente industria agroalimentaria. Nos enredamos en una delicadísima tela de araña en la cual es difícil no precipitarse, porque resulta complejo vivir aislados en una sociedad. Sólo estando atentos, evitando deslumbrarnos con espejismos, renunciando a caer en las urgencias interesadas podremos observar el fondo. Si algo nos ha enseñado la historia de la alimentación, es que es un reflejo de la sociedad en la que se desarrolla. No es nada más (y nada menos) que un signo de esa sociedad, de sus valores, de su pensamiento, de sus posibilidades.

Por esa razón, la alimentación y el lenguaje son dos de los aspectos más hostigados, sencillamente porque son básicos, se encuentran en el fondo del todo como una estructura estable, no son la espuma de la historia. La alimentación no es un hecho coyuntural, sino de larga duración, como señalaba el historiador Fernand Braudel. Las estructuras que nos sujetan a la vida cotidiana son las más difíciles de romper, y cuando esto sucede se producen esos quebrantos en la historia que la cambian para siempre.

Las pandemias, la guerra, los acontecimientos políticos, las burdas y a veces inteligentes estrategias de ingeniería social, el ruido constante y perturbador son solamente un relato simple, aunque turbulento y arrogante. Y narrado a gusto del interés que lo promueva. Lo peligroso va por detrás, en silencio: es imperturbable y difícil de distinguir. La capacidad de elegir es la fuerza de los hombres libres. Observen, analicen todas las posibilidades que hay ante ustedes, y practiquen la crítica, hasta con estas letras, porque el debate, la reflexión y la rebeldía nos llevarán a una destreza que va a ser muy necesaria en los próximos tiempos. No se trata de no asomarse a la nueva época, sino tratar de que esta no nos avasalle hacia un sendero que no hemos elegido.

LA GRAN FAMILIA CLIMÁTICA DE LOS DRYAS

La alimentación está estrechamente ligada al territorio, al clima y a las circunstancias concretas de cada época y tiempo. Aquí justamente es donde encajan las fases frías y cálidas que se producen a lo largo de la historia. Entre ellas tenemos al joven Dryas, que es el más pequeño de una gran familia de Dryas, y con toda probabilidad no será el último. Estos Dryas son una familia climática de periodos fríos que se desarrollan entre fases cálidas y que se constatan en arqueología por la presencia durante las fases frías de unas delicadas plantas alpinas cuyo nombre llevan, las dryas. Hubo un antiguo Dryas aproximadamente hace 14.000 años a.C., cuando Europa estaba poblada por los hombres de Cromañón, que cazaban gigantescos mamuts lanudos y se protegían en cuevas. En Ucrania se han encontrado unas impactantes viviendas cuyos elementos de apoyo eran precisamente estos enormes huesos, cráneos y colmillos de mamuts con los que estaban tan familiarizados en ese tiempo. Que no fue muy largo, ya que duró entre 100 y 150 años, aunque resultó una época difícil.

Durante el antiguo Dryas, los hombres ya se acompañaban de perros de buen tamaño, tallaban piedra y hueso y se alimentaban de carne de mamíferos grandes como el ciervo rojo, el buey almizclero o el caribú. Después se produjo un calentamiento climático, y aunque hoy lo veamos como algo benéfico, la llegada de un cambio de clima descompuso una sociedad que vivía y comía de una forma que le era familiar, y que tuvo que cambiar rápida y forzosamente para sumergirse en una época diferente y aprender una serie de nuevos hábitos con mucha agilidad.

El joven Dryas llegó después, en torno a unos 12.000 años a.C. Volvió a cambiarlo todo, porque las temperaturas bajaron de nuevo estrepitosamente, aunque no en todo el mundo, ya que el cambio afectó especialmente a Oriente Medio, Europa y Asia durante unos 200 años. Fue un cambio climático abrupto, y los seres humanos se enfrentaron a un mundo diferente... de nuevo. Se extinguió la megafauna y se acabó el modo de vida de las gentes paleolíticas: ya no había tanta carne, y las especies que quedaban eran de tamaño más pequeño que las que sustentaron el viejo mundo cárnico. Un mundo se acababa y otro empezaba. El nuevo clima era más cálido y en apariencia todo iba a ser más sencillo, pero fue una transformación, al fin y al cabo, y de nuevo había que adaptarse con diferentes herramientas. Este cambio supuso la llegada de una nueva era, el Neolítico: de nuevo había carne, pero de animales más pequeños, aunque también aparecieron una mayor variedad de alimentos. Cada extinción está anclada a una nueva era, cada estilo de vida de la historia está vinculado a una forma de alimentación que presenta variaciones con respecto a la anterior. También permanecen otras fórmulas, o se transforman. Porque todas ellas se basan en primera instancia en el territorio, con su clima, con sus posibilidades, con su producción. Aunque, desde luego, a lo largo de la historia humana, en el Mediterráneo siempre se han mantenido pautas alimentarias vinculadas a dos fases en sus formas de producción: la de los cazadores-recolectores y la de los agricultores y ganaderos.

La vida de los seres humanos está abocada a someterse a estos grandes ciclos que se han producido en la historia, y su éxito ha consistido en adaptar la cultura a las posibilidades, que cada miles de años son diferentes. Cambios los ha habido y los seguirá habiendo, algo que saben muy bien los paleoclimatólogos. Hemos tenido que cambiar la alimentación por causa de la extinción de especies, habituarnos a nuevos alimentos, aprender a reconocer otros más, a tratarlos, a veces a cultivarlos y siempre a cocinarlos. Lo más importante en cada una de las fases ha sido la protección y el abrigo junto con la comida. Sin alimento no hay fuerzas, no hay vida, así que había que desarrollar mucha iniciativa para obtener buenos y nuevos recursos, o para optimizar los ya conocidos. Lo que hasta ahora no habíamos hecho es destruir un sistema alimentario que funciona bien. Es una enorme, alocada y destructiva posibilidad, pero desgraciadamente es certera.

Si a alguien le parece aburrida la historia es que la desconoce. Porque está compuesta de una serie ininterrumpida de sucesos que han obligado a realizar modificaciones, muchas veces bruscas, en las apacibles vidas de seres humanos del pasado. Y seguirá siendo así, continuaremos adaptándonos a los cambios, sólo que hoy contamos con una ventaja respecto al pasado: la ayuda de la tecnología. El desequilibrio, hasta la actualidad, se ha producido siempre entre los cambios arrastrados por la propia naturaleza y las posibilidades de las culturas y civilizaciones que habitaban la tierra. Hoy somos más fuertes y numerosos, cada vida es valiosa, y hemos desarrollado una cultura impregnada de valores que ya cuentan con milenios. Tras los óptimos climáticos, con temperaturas ideales para la vida, en alguna de las cuales, por ejemplo, hasta se ha podido cultivar en Groenlandia, han aparecido periodos glaciales. De momento, en el siglo XXI estamos en una era posglaciar, y es probable que después sobrevenga otra glacial. Será entonces cuando podamos decir que el siglo XXI vivió en una época interglaciar. Hoy llega el momento de valorar nuestro legado, el trabajo de generaciones humanas que han creado auténticos tesoros de aprovechamiento de recursos en forma de tradiciones culinarias cuyo único interés era la supervivencia.

La familia de estos cambios, los Dryas, suponen una reflexión sobre cómo el cambio es una constante en la vida y en nuestro planeta, sobre cómo vivimos inmersos en ese río cuyas aguas siempre son diferentes, como decía Heráclito. El cambio es nuestra forma de vida, y nuestra gran capacidad, la adaptación. La valiosa cultura creada a lo largo de los milenios conforma pequeños puertos que hacen que no nos deslicemos por el abismo de los acantilados ni en los torbellinos de la corriente. Alimentarse bien, conservar con inteligencia la cultura, el patrimonio rural, la agricultura y la gastronomía tradicional forman parte del talento humano y del esfuerzo, los frutos conseguidos a pesar de los cambios de cualquier tipo. Hay que esforzarse en que sigan formando parte de nuestra vida, y eso es un trabajo en común, pero hay una mayor responsabilidad en unas políticas que nos están conduciendo intencionadamente hacia un abismo salvaje y cuyos resultados, probablemente, ni ellos mismos han cuantificado. O sí.

Una de las maravillas de la arqueología nos muestra un cambio propiciado precisamente por el Joven Dryas. Se trata del yacimiento de Abu-Hureyra, en Siria, un lugar especial en el que ocurrió algo insólito. Ubicado en pleno valle del Éufrates, hoy es un yacimiento arqueológico, aunque en el 12.800 a.C fue un asentamiento humano en el que por primera vez se ha datado la agricultura. En la actualidad se encuentra envuelto y sumergido parcialmente por las aguas del lago Assad, un montículo repleto de estratos de ocupación que tuvo que ser excavado con inmediatez previamente a la construcción de la presa de Tabqa.

Los habitantes de la colina eran sencillos cazadores y recolectores que vivieron un momento apocalíptico en primera persona. Un cometa que pasó cerca de la Tierra impactó parcialmente o lo hizo la estela cálida que acompaña a este tipo de fenómenos, y que provocó la fusión de minerales del suelo, a más de 3.600 °C de temperatura, una magnitud fabulosa. Aquellas temperaturas acabaron con el tipo de vida conocida por estos grupos, y con todos aquellos que se encontraban en el famoso Tell, esa colina elevada que conocemos hoy como Abu Hureyra. Tras la catástrofe, la zona cambió radicalmente, y como se puede imaginar, todos los habitantes desaparecieron incinerados por las impresionantes temperaturas; aunque otros grupos pudieron ver desde lejos algo parecido a una enorme explosión nuclear y percibir la fuerte ola de calor que acompañó la evolución del cometa.

Aquel fue un hecho de un impacto fundamental en la historia, que afectó a toda la Tierra, ya que se extinguió la megafauna que aún quedaba, como los caballos de gran tamaño y los mamuts, e impulsó a los seres humanos, que padecían las consecuencias, a poner en práctica algo que ya conocían aunque sólo marginalmente: la agricultura de los cereales. Nutritivos, polivalentes, fáciles de conservar y cocinar, fueron un auténtico cúmulo de posibilidades y representaron el auténtico estallido civilizador. Eran los tiempos del inicio del Joven Dryas, esa etapa climática fría entre dos fases cálidas a la que nos hemos referido anteriormente, que favoreció el esfuerzo humano y las condiciones naturales hacia esa nueva actividad que ha terminado proporcionándonos alimentos durante estos 15.000 últimos años. Un tiempo notable para experimentar con los efectos de la alimentación sobre el ser humano.

Cereales, inteligencia, oportunidad en medio de una catástrofe, capacidad de ver los nuevos tiempos y estrategia para buscar nuevas oportunidades. No debió de ser fácil, no debió de ser cómodo, no debió de ser visible para todos. La especie humana tiene una capacidad impresionante para la adaptación, para resolver conflictos y para buscar soluciones. Y entonces lo hicieron, y lo hicieron muy bien.

La tierra siempre ha aportado soluciones. La agricultura, incluso antes de sistematizarse, ya era parte de la solución de las cuestiones vinculadas con la alimentación. El maltrato al que es sometida hoy resulta inaudito e incomprensible, una exacta representación de lo que significa «tirar piedras al propio tejado», destruyendo el origen de las explotaciones agrícolas y ganaderas en toda Europa con la excusa absurda de las emisiones de nitrógeno (véase por ejemplo el caso de los Países Bajos, y de forma igualmente inexorable, el caso de España).

Burocracia, intereses torcidos, malas gestiones, incapacidad de las clases políticas, que sumadas a tiempos con clima más complejo hacen que la situación de las fuentes de alimento sea un auténtico problema que nos estallará entre las manos para desgracia de todos. Agricultores y ganaderos, pescadores, pequeños productores... El mundo rural, en suma, sí observa en primera fila el problema que se nos viene. ¿Tan lejos está la ciudad del campo? ¿Tan ciegos estamos como para no percibir que gestionando de esta forma los recursos se genera un problema mayor? Porque la génesis de la comida que tenemos sobre el plato no está tan lejos como imagina. Pero el problema lo tenemos tan terriblemente cercano, que ya lo vemos reflejado en los precios en el corto plazo.

Ésta es una cuestión que nos lleva a reflexionar sobre cómo, por primera vez en la historia, en lugar de utilizar los recursos, la inteligencia y nuestras maravillosas capacidades como especie para prosperar, estamos utilizándolos para destruir. Para devastar lo que nos mantiene con vida: el alimento.

SOBRE EL PLATO, LA DECADENCIA DE NUESTRA CIVILIZACIÓN

Como en el viejo Abu Hureyra, y al hilo de cómo se desarrolla la dinámica histórica, no somos ajenos a los cambios, y hoy también vivimos en un mundo convulso, en el que se radicalizan las posiciones intelectuales y por tanto las vitales, las políticas, las ideológicas. Se hace necesario volver a hablar, tratar de entendernos, poder divergir y convivir a la vez sin poner trampas al contrario. Por eso, es posible considerarse progresista. Ante el entusiasmo por las mejoras, se anhela el perfeccionamiento, bruñir las ideas, pulir, mejorar la vida, desarrollar el esfuerzo que nos nutre de adelantos para mejorar la salud, para pensar mejor, para comer mejor.

El pensamiento griego clásico, que entronca y da sentido a la civilización occidental, ha conducido el progreso hasta nuestros días bajo un concepto extraordinario por su sencillez: estamos destinados a desarrollar nuestras características naturales. Que son la razón, las capacidades personales, las oportunidades que a cada uno nos proporcionan nuestro tiempo y nuestra vida.

El progreso también incluye una mirada en derredor: al futuro, al presente, al pasado. Conservar lo valioso que hay en el pasado no es óbice para el progreso, muy al contrario. Probablemente nos proporcione herramientas que habíamos desechado y que de nuevo vuelven a ser útiles. Ideas que se refrescan y tienen de nuevo sentido, lo que permanecía oculto y de nuevo se revela valioso. Una forma de renacer.

Así que también, y como consecuencia de lo expuesto, es posible declararse a la vez conservador. Porque conservar lo que es precioso es un acto de inteligencia y de prudencia. También de riesgo, porque hay que saber qué conservar y cómo hacerlo, eliminando los desechos, reteniendo el valor, la inteligencia, lo que nos encamina a un mejor presente y futuro. El progreso histórico es una larga marcha, aunque no siempre hemos caminado en línea recta, ni para la mejora del ser humano. A veces el avance de la historia no representaba adelanto, sino retroceso y hasta barbarie (recordemos la desaparición de innumerables civilizaciones, desde Babilonia a Roma, desde Bizancio a Egipto, la ferocidad de los regímenes estalinista o nazi). Quizás porque a lo largo del tiempo dejaron de apreciar y conservar lo que era verdaderamente valioso: los principios que construyeron una moral, los sistemas de valores, el crecimiento demográfico, la conservación de tradiciones que proporcionan cohesión. Y entre estas últimas, de forma singular, la alimentación.

La idea del progreso en la humanidad no es nueva: en el mundo antiguo fue contemplada por Hesíodo, que hablaba de las edades del hombre y de los ciclos de mejora; también Jenófanes, en el siglo VI a. C., señalaba que los seres humanos aprendieron por su propia experiencia y su inteligencia. Y Platón, en su obra *Las leyes*, detalla el progreso humano desde sus inicios hasta alcanzar las altas cotas de cultura y política que se dieron en el mundo griego.

Sin embargo, hoy se ha pervertido el concepto, y esto se ha hecho de forma intencionada. Progresar es avanzar, pero no destruir el pasado en la vieja táctica de tierra quemada. Lo que nos ha traído hasta el presente es fruto de los diferentes impulsos del progreso en sus tiempos. Y llamamos conservar a la inteligencia de mantenerlo vivo. Así que *conservar* y *progresar* son dos conceptos aliados, jamás enfrentados. Porque se necesitan, imbricándose en nuestro propio beneficio; son dos partes de una misma e inteligente forma de vivir y de pensar.

Y esto sucede tanto en filosofía como en política, en economía o en alimentación. Vivimos tiempos convulsos, se concatenan circunstancias difíciles en muchos frentes: la agricultura, los precios, el mercado cotidiano, la política internacional... Los intereses se superponen y conducen a la población a sufrir unos precios imposibles y dificultades que no imaginábamos. Hasta el punto de que muchos basan su dieta en platos preparados que en apariencia son más económicos. Pero no lo son, porque el precio de estas comidas elaboradas es la salud. Así que pagarán y con intereses, a largo plazo, en sus propias carnes. Ninguna civilización como ésta, ninguna con tantas comodidades para tantos, ninguna con tanta cultura, posibilidades, confort, e incluso alimentos a disposición de todos.

Y ninguna tan frágil, con los pies de barro que la arrogancia amasa con la vanidad. El primer síntoma de la decadencia de una civilización es la alimentación, porque es algo que sucede de manera inmediata; no como las corrientes culturales, que requieren más tiempo. La alimentación cambia de un día a otro, por eso es un marcador inmediato y visible. Y porque es expresión de la producción, de las políticas agrícolas y comerciales, de la distribución o de los intereses creados.

Reivindico la palabra progreso para mí, conservadora. Reivindico el verbo conservar para mí, progresista. Porque no se camina sin ambos, porque no sólo no están contrapuestos: ¡son aliados! Porque en la vida necesitamos observar el presente y conocer el pasado para encaminar los pasos hacia un buen futuro. Y porque preocupa de verdad la constatación de que no caminamos por la mejor senda. Está impreso en este camino, como signo evidente, el tipo de alimentación que se practica, el valor de lo que se come y el significado de los cambios que intentan imponernos.

Quizás sea necesario poner la vista en la vida personal, en la doméstica y emocional, recuperando el patrimonio familiar gastronómico, disfrutando de comidas caseras y cocinando todo lo que les sea posible. Gozando de las comidas en buena compañía y transmitiendo a los niños las historias familiares a través de los alimentos. Recuperemos la memoria de quienes fuimos, conservemos lo valioso para progresar. Progresemos impulsados por nuestro milenario patrimonio. Es una carretera de dos direcciones, en la que ambas son necesarias y deben equilibrarse.

GATES, EL GRANJERO

Progresar y conservar son dos claves para conocer y comprender la historia y cómo se ha producido su dinámica, de ahí que el pasado sea una clave para entender el futuro. Lo vemos incluso en la literatura. Entre todos los libros de la historia de la humanidad, el *Génesis* es uno de los más interesantes. Recoge innumerables historias y, entre ellas, unas palabras del Creador que impactan por su fuerza: *Dominad la tierra.* Y el hombre se dispuso a hacerlo con ímpetu en los inicios del Neolítico. Así, dominó la tierra, conquistó sus frutos y amansó a los animales. La ganadería y la agricultura sustituyeron a la recolección y la caza. Las tierras empezaron a importar, se miraba atentamente cada olivo, cada espiga, cada higuera y se calculaban los frutos, que pronto empezaron a dar de comer con increíble satisfacción y abundancia hasta hoy.

Después de mil giros en la historia, de abandonar la tierra, de volver a ella, de urbanizar esta civilización, de hacerla tecnológica hasta en el más nimio de los detalles, uno de los hombres más ricos del mundo vuelve a los orígenes. A la tierra, a esa tierra que hemos explotado y descuidado. Bill Gates ha adquirido en los últimos años numerosas tierras de labor hasta conseguir una de las superficies cultivables más extensas, obteniendo así el título del agricultor con más tierras de toda Norteamérica.

Curiosamente, el origen de su patrimonio no es agrícola, sino que está basado en la tecnología. Vayamos a los hechos. Su patrimonio, valorado 114 mil millones de dólares, se ha visto enriquecido por la compra de 268.000 acres, aproximadamente 108.456 hectáreas de terreno agrícola, en diecinueve estados (*The Land Report*). El resultado de esta sorprendente operación es que, hoy,

Bill Gates es el propietario agrícola particular más rico de toda América.

Las tierras están elegidas con toda inteligencia y discreción: suelos envidiables, energía hidroeléctrica de bajo coste y abundante agua son algunos de los requisitos cumplidos por estas propiedades. Por supuesto son tierras de labor y extraordinariamente productivas, y los principales cultivos que producen son maíz y trigo en rotación con patatas. Las ha adquirido asesorado por su fundación, como él mismo ha señalado públicamente, y con toda probabilidad los motivos últimos de esta importante adquisición son complejos y están más que bien reflexionados. Pero hay algo evidente en la operación: la tierra siempre es un valor sólido, especialmente en épocas de turbulencia, incluso a pesar de que, a corto plazo, pueda ser menos rentable que otros bienes.

La tierra es un valor seguro cuando lo que de verdad importa es comer. Es entonces cuando el universo tecnológico con el que nos quieren entretener, el metaverso, pierde sentido. Sus aplicaciones profesionales en sectores como la medicina o la tecnología forman parte del futuro. Pero mucho menos de que sea un campo benefactor en lo social; más bien, el metaverso parece una herramienta para mantener entretenida a la población, que se evadirá de la realidad mediante esta ficción alienante.

Volvamos, sin embargo, a la tierra. Esta compra de Gates no se ha hecho ahora, ni ha sido repentina, sino que ha sido muy pensada y reflexionada; ha sido elegida con total consciencia, y comenzó a ponerse en práctica hace años. En concreto, la extensión más importante se compró en el año 2017. La empresa que ha adquirido las tierras es Cascade Investment, fundada en 1995 y cuyo presidente y fundador es precisamente Gates.

La cuestión que palpita detrás de esta serie de adquisiciones es la siguiente: ¿por qué el hombre más rico del mundo compra tierras de labor? Disponer de las llaves de la producción de alimentos es tener el control de lo que se produce y por tanto de lo que se consume. Así, el gran propietario se convierte en el elemento clave no de la solución de las hambrunas que se prevén, sino todo lo contrario, en el dueño y controlador de ellas. Y no olvidemos los biocombustibles, que se pueden convertir en una interesante fuente de energía a costa de reducir cereal para consumo humano en favor del industrial, práctica que da origen a planteamientos ajenos a la ética y moral del buen comerciante.

Pero más allá de teorías conspiranoicas, o de imaginar los motivos que han impulsado al padre de la informática moderna a realizar esa inversión, es más posible que Gates desee aplicar tecnología de última generación a esas tierras para multiplicar su eficiencia, cosa que muy probablemente consiga. Más allá de las prácticas tradicionales, se especula sobre el uso que dará la aplicación sobre la investigación en semillas, las prácticas de tecnología agrícola avanzada y la eficiencia absoluta mediante el control de riego, fertilizantes y control de plagas sin deterioro de la tierra. Con un patrimonio tan importante, le será posible rentabilizar hasta un punto quizás inimaginable la producción de sus propiedades. Por otro lado, una inversión de este calibre sería muy bienvenida en países en desarrollo que tienen su base de supervivencia en la agricultura, mitigando con ello los flujos migratorios y la creación de riqueza en los lugares más necesitados.

La tierra siempre es una auténtica posibilidad de inversión. Y de inversión en un producto no volátil, que con toda seguridad se preparará para afrontar retos de futuro y terminará convirtiendo las propiedades en explotaciones altamente rentables. Esto no nos debe extrañar; hemos convivido a lo largo de la historia con innovaciones increíblemente útiles: en uno de los cambios climáticos más importantes de la historia, en la frontera entre el Paleolítico y el Neolítico, cuando el mundo empezaba a calentarse tras una larga glaciación, se abrieron interesantes nichos ecológicos para la explotación de la tierra. Y aparecieron las técnicas vinculadas a la agricultura, desde el palo cavador en el Neolítico a los primeros arados de madera, el desbroce de las marismas por parte de los egipcios, la selección de especies más dóciles o de los granos más grandes y numerosos en una espiga.

La agricultura fue una revolución en su momento. Hoy Gates vuelve a revolucionarla con la aplicación, quizás hasta el extremo, de tecnología agrícola, en otra época de muchos cambios. Observamos y estamos atentos; la agricultura de subsistencia ya es el pasado y ha llegado el momento de obtener una mayor rentabilidad: en principio ésta es una buena noticia. Pero quedan muchas preguntas en el tintero: ¿afectará este tipo de producción a nuestra alimentación cotidiana o tradicional? ¿Adquirirán tanto poder las grandes corporaciones agrícolas que serán más poderosas que los gobiernos? ¿Encontrará el consumidor todo lo que hasta ahora ha tenido en los supermercados a un precio razonable? ¿Es prudente la aparición de monopolios en la alimentación? ¿Estamos ante un nuevo episodio al estilo del de los daños causados por la introducción de semillas del algodón en la India?

El futuro, de nuevo, se juega en la tierra, que es la que nos sostiene y ha sustentado hasta la actualidad, en este ciclo de la vida y de la historia en el que todo, en algún momento, vuelve a adquirir sentido.

JUGANDO A LA RULETA RUSA: ENTRE EL HAMBRE Y EL CO_2

Esa tierra tan necesaria con frecuencia no proporciona los frutos necesarios, o no siempre lo ha hecho. Hace algunos años, entre las grandes preocupaciones internacionales, estaba el hambre en el mundo. ¿Quién no recuerda a los niños de Biafra, una región de la actual Nigeria que padeció hambrunas constantes a partir de la guerra de 1968, y que conmocionó el país? Hoy, otras zonas padecen esta lacra, y la FAO llama la atención sobre las zonas que sufren este mal, señalando a países como Cuba, Venezuela, Burkina Faso, Burundi, Eritrea y Etiopía o Mozambique, que encabezan la terrible lista del hambre. Hay casi mil millones de seres humanos desnutridos, una cifra brutal que conmueve el espíritu y, si no convoca a la compasión y a la acción, es que algo nos está pasando.

Desgraciadamente los dos primeros, Cuba y Venezuela, no están padeciendo este desastre por carencia en la formación de sus habitantes, de buenas posibilidades, de experiencia agrícola o industrial, ni siquiera por falta de capacidad económica, sino por la ineptitud y corrupción de sus infaustos liderazgos.

Pero la sombra del desapego a estas poblaciones que sufren es cuestión de más autores, dispersos entre diferentes instituciones, y detrás de ellas. Que han impulsado a una actitud de tibieza con respecto a la alimentación de la población mundial y que en gran medida han conseguido este objetivo. Este hipócrita y mentiroso metaverso en el que vivimos nos ha conducido a dejar atrás a las personas, a doblegar la moral en aras de una corrección estúpida y artificiosa. Es necesario volver a la vida real, que llama a la puerta y apelará con más fuerza como no la atendamos como corresponde. El riesgo de perderse entre frufrús de intencionada inoperancia, ignorancia e incompetencia puede tener un final terrible. Y ése lo pagan primero los más frágiles pero, tras ellos, los demás abonaremos nuestra cuota.

La aparente gran preocupación hoy, con la que distraen nuestra atención, es la reducción de las emisiones de CO_2, mientras, y paralelamente, la humanidad se extravía en ecologismos de salón. ¡Ojo! Cuidar, respetar y proteger la tierra es una actitud noble y necesaria siempre que no sea una actividad interesada en busca de otros fines. Pero, en el otro lado, esos millones de seres humanos, y la ayuda que se les presta es insuficiente. Porque son tan pobres, tan inermes y están tan desatendidos que no son ni capaces de convocar nuestra orgullosa y soberbia atención. ¿Vivimos en un mundo en peligro? ¿O sólo creemos que lo hacemos? ¿Es ésta una preocupación de todos los seres humanos de todos los tiempos? Mary Douglas y Aaron Wildavsky, en su obra *Risk and Culture: An Essay on the Selection of Technological and Environmental Dangers*, hacían referencia explícita a este problema, que ya observaron cómo avanzaba a principios de los años 80. El riesgo es cultural y está forzado, y éste es justamente el punto donde nos acometen con burdas justificaciones. Así que la destrucción de presas, la llamada renaturalización y el cambio (radical) en la producción y el consumo de alimentos son algunas de sus ocurrencias/planes para nosotros, para usted. Que pueden consultar fácilmente en la Agencia Europea del Medio Ambiente. En palabras de la Agencia, en un apartado bajo el nombre «Cambio de los sistemas creados por el hombre», señalan: «Tenemos que cambiar radicalmente la forma en que producimos y consumimos alimentos»[7]. Es decir, la tierra, la mesa y hasta nosotros mismos, la esencia de la naturaleza, porque efectivamente, cada uno de nosotros somos lo que comemos.

Los intentos evidentes de promover ese cambio de alimentación no son casuales ni son modas: ya vemos que hay un interés indiscutible y explícito en ese cambio. Modificar un modelo cultural, que es el objetivo, requiere actuar en diferentes campos, y uno muy importante es la alimentación. No es baladí, porque afecta a la producción agroalimentaria, a la utilización de recursos y a una cultura que está imbricada en una filosofía, una moral y un sistema histórico, el europeo. Se trata de lo que significa la alimentación, de la herencia histórica que nos aporta este patrimonio, de las referencias familiares que son las que proporcionan seguridad y raíces a los niños. Frente a una homogeneización pretendida, anodina, uniforme y sin riqueza cultural o de matices, que es desgraciadamente la que se está imponiendo. Corromper el patrimonio alimentario es como prohibir hablar una lengua, con toda la riqueza que cada uno de ambas representaciones del patrimonio acarrean consigo.

Se está tratando de provocar un cambio que, por otra parte, ni se define ni se explicita, pero se enmarca rotundamente en el adjetivo más utilizado últimamente: sostenible. Y mientras alertan sobre las emisiones de CO_2 y culpabilizan a los ganaderos de todo mal, observamos la desidia en el medio rural, la dejadez de los montes y el abandono, que propician incendios destructores de inmensos parajes, entre otros desastres.

---

7 https://www.eea.europa.eu/es/senales/senales-2021/articulos/restaurar-el-mundo-natural.

Este interés por el cambio en los sistemas humanos, con aparentes altos fines, carece de un plan de acción, olvida a los más necesitados y aparta el hambre de sus objetivos. Para colmo, tampoco nos beneficia, porque las dificultades de la implantación de sus planes harán que los agricultores y ganaderos naden en tantas complicaciones que las materias primas subirán de precio, y probablemente se recorte la producción de alimentos en la Unión Europea. Ya son visibles los apuros que están sufriendo los productores en el día de hoy. Y de los precios ni hablamos. Por su parte, los productos de laboratorio a los que hemos hecho referencia anteriormente son mucho más costosos y desconocemos sus efectos sobre nuestra vida, una cuestión sobre la que es necesario reflexionar por la paradoja que expresa.

Los trastornos y las dificultades que esto puede suponer ahondarán en la brecha entre grupos sociales, y mientras las instituciones se ocupan de quimeras, muchas personas seguirán padeciendo desnutrición o hambre. Así, la dejadez en lo relativo a lo humano es inmensa, porque no sólo es el hambre, ese abandono también representa falta de educación, de formación de los jóvenes y de apoyo a las sociedades y grupos más débiles. Porque educar, dar de comer, procurar un marco de desarrollo en los lugares donde esto ocurre, es proporcionar vida. Y estamos dejando atrás a los que lo necesitan.

Y mientras se entretienen en provocar en Occidente cambios gravísimos, o culpabilizarnos por el CO_2, cada año mueren de hambre nueve millones de personas, de los que seis son niños menores de cinco años. Niños menores de cinco años, seis millones al año. Paralelamente, tenemos a Greta, la manipulada niña (ya no tan niña, por cierto) sueca, clamando por su infancia, y a una clac aplaudiendo. No es que el mundo se haya vuelto loco, es que hay intereses concretos tratando de hacer zozobrar el barco mientras ellos sobrevuelan en dron. Y no se esconden.

Cocinen ustedes mismos, y disfruten de sus recetas familiares. Enseñen a los niños a comer esos platos que llevan con ellos el maravilloso entresijo de nuestra cultura, de sus alimentos y de sus propias historias. Integremos a los jóvenes en ese mundo que es el suyo: es su auténtica y mejor herencia.

EL ESTRÉS CREATIVO DE ALGUNAS COCINAS

El patrimonio mantiene cierta estabilidad en aspectos importantes, como la cocina, pero la alimentación siempre ha estado, como todos los aspectos culturales, marcada por innumerables modas. Veamos algunas modas históricas: el flequillo del emperador Augusto, en forma de «cola de golondrina», fue una de ellas, e imprimió el estilo masculino de la época. El uso de unas finas y frescas telas de lino de la aristocracia egipcia fue otra. El manjar blanco medieval, un contundente plato a base de leche de almendras, azúcar, arroz y pechuga de gallina, otra más. Y así podríamos citar millones de modas, pero seguro que ustedes conocen alguna de ellas o han sucumbido a su dictado.

Porque a las personas nos gusta cambiar. Aunque repitamos el ciclo y volvamos a vestir como nuestras abuelas, en una paradoja interminable, anhelamos el cambio. Y pasa igualmente en la cocina, como en cualquier ámbito humano. Crear un nuevo plato es un desafío, algo que si arranca desde donde debe, que son sus orígenes en la tierra, es algo que se desarrolla muy excepcionalmente. Y que no debe caer en el esperpento, que es el lugar hacia el que muchos platos con pretensiones caminan. No crean que es fácil, que es sencillo o que es habitual: la creatividad es un pájaro de plumaje maravilloso y raro. Pero es a la vez escaso y singular, no se prodiga.

La creatividad en la cocina es una de esas modas que está resultando agotadora, porque su ciclo se ha prolongado artificialmente. Hay una maravillosa alta cocina cuyos resultados son un auténtico gozo, pero son pocos cocineros los que poseen los conocimientos, la habilidad y los medios para conseguir ese mágico toque que transformará cualquier alimento en alta cocina. Crear es hacer algo nuevo, pero de verdad realmente nuevo, original y no ocurrente, no un remedo, no un disparate ni un absurdo, aunque a veces se roza el esperpento de agitar por agitar. Algo que además tenga armonía, y que encaje en un tiempo, en un entorno, que haga de verdad gozar a los comensales de su tiempo. Es algo verdaderamente difícil. Cocineros como Escoffier y Carême, Bocuse y Blumenthal lo sabían: conocieron la adustez de un horno dormido y frío, pero se sobrepusieron a las dificultades, crearon, desarrollaron ideas, platos y hasta nuevos tiempos para comer de forma diferente. Nuevas formas de comer adecuadas a épocas diferentes. Junto a esta capacidad de adaptación y búsqueda de recursos verdaderamente originales, también hemos visto disparates, platos absurdos que de insólitos se travistieron en rocambolescos, imposibles e incomestibles. Platos sobre los que uno se pregunta si de verdad eran necesarios. Asumamos la imposibilidad, por tanto, de crear en cada minuto, porque no es posible.

La propuesta ya la sugirieron Alain Ducasse y Ferrán Adrià, y señalaron al mundo y a los cocineros: ¡repitan!

Y háganlo con gracia, con estilo, con calidad y con clase. No es necesario inventar un nuevo plato cada día, porque una pequeña variante, una mejor materia prima será suficiente para darle un aire renovado. Algunos, por favor, ni los toquen: esas croquetas de mi madre, las paellas valencianas, aquella *mousse* de frambuesas o la tarta de queso exacta. El cocido madrileño, las «papas aliñás», las tortillitas de camarones o el café portugués. Algunos platos traen a la memoria el recuerdo de buenos viejos tiempos, de momentos alegres y compartidos. Refrescan la memoria y nos disponen a la buena mesa. Es como oler el pan tostado y el café por las mañanas: aunque uno no tome café, significan el nuevo día y la disposición para disfrutar de la vida renovándose.

Reconozcámoslo: la exigencia de pedir a los profesionales de la cocina que creen sin pudor, sin piedad y sin pausa es absurda, y convierte su trabajo en una especie de circo en el que todo está permitido para dar una nueva función. Y ni la profesión se merece esa agitación, ni es necesaria, ni siquiera posible dentro de los límites de lo verdaderamente sensato y gozoso. La sensatez es un condimento magnífico en cualquier situación, y ese equilibrio alejados de los focos, de lo terriblemente mediático y de lo más cercano a la buena cocina es el mejor aderezo para que puedan ofrecer una auténtica comida, cocinada con verdad.

LA IA Y LA ALIMENTACIÓN

En el curso de impulsar todas estas novedades, también se ha gestado una gran inquietud por las posibles capacidades de la inteligencia artificial, y a pesar de ser algo tan nuevo, es posible que sea a la vez una cuestión ya antigua y muy pensada. En realidad, muchas de sus posibles capacidades ya han sido imaginadas y escritas, e incluso se han rodado películas en las que las máquinas luchan contra el ser humano por la superioridad. Vuelvan a ver *2001: Una odisea del espacio*, por ejemplo. O relean el *Yo, robot*, de Isaac Asimov, o incluso el infeliz mundo de *Un mundo feliz*, de Aldous Huxley. El *Fahrenheit 451* de Ray Bradbury imagina una sociedad en la que un despótico Gobierno prohíbe los libros, porque el conocimiento provoca reflexión, y ésta causa infelicidad. Ya ven que quizás no estamos tan alejados: nuestro Gobierno mutila los conocimientos sobre historia y filosofía en la formación de los jóvenes para recortar el pensamiento.

La obra de Huxley nos acerca a una espantosa distopía, a una decadencia de lo humano jamás imaginada antes, donde se carece de toda libertad, de capacidad de pensamiento, de creencias y hasta de alimentos. Describe un totalitarismo antihumano que clava sus dientes en una sociedad debilitada y sin capacidad de reacción.

Pero no son los únicos: hay muchos que piensan que nuestro nuevo depredador será la máquina, la gran máquina creada por nosotros mismos. Quizás haya un constante sentimiento de miedo detrás del ser humano; es posible que se deba a una lejana herencia del mundo de las cavernas, cuando el miedo sí era necesario para sobrevivir. Y eso atenaza en una sociedad moderna, pero la máquina no es una enemiga, es una herramienta a disposición de un mundo mejor. ¿O no? Son *hardware* y *software* diseñados, desarrollados y construidos por personas. Sería absurda la idea de la construcción de un dispositivo que eliminara a sus propios creadores, la gran paradoja o el sarcasmo más estulto. Aunque no sería la primera muestra de la estupidez humana y de la autodestrucción, por supuesto.

No hay mundos perfectos, y aunque hay expectativas y preocupación, la máquina no vendrá a solucionar nada por sí misma, ni a arrogarse ningún tipo de superioridad. Son las personas: ingenieros, mecánicos, desarrolladores, investigadores, usuarios... quienes construyen y programan herramientas que proporcionan soluciones a algunos de nuestros problemas. Y esa cuestión es parte del progreso: la era tecnológica conocerá un impresionante avance que ya está en marcha; más que balbuceando, existe. La cuestión es cómo haremos para que ese nuevo mundo esté al servicio del ser humano en todos los ámbitos, pero en especial en cuestiones que conducen a la alimentación, y cómo conseguiremos que gracias a su concurso tengamos una vida cotidiana más sencilla, que sean más eficaces los procesos de producción, que se mejore el control sobre el agua o que disponga de sistemas de distribución y venta más eficientes. Y, por tanto, haga que la vida sea más humana, amable y confortable. No más eficiente, imposible, difícil o absurda, aunque no hay que descartar que consigamos complicarnos la vida nosotros mismos.

La clave es siempre el factor humano, que es el que debe seguir liderando la revolución tecnológica que tenemos entre manos. Y deberemos programar en estos sistemas tecnológicos factores como el desplazamiento de los alimentos de su lugar de origen al de consumo, los ciclos de sequía y agua, las mejoras de las tierras, la más fiable predicción meteorológica y las ventajas de introducir en la dieta productos frescos y sin manipular, asequibles y para todos. Con herramientas como drones para vigilar y controlar plagas, para una más eficiente recolección automatizada, recolectores mecánicos de fruta delicada, que son ya algunas de las herramientas que estarán en marcha en poco tiempo. Y que podrán optimizar las cosechas, evitar plagas y maximizar los beneficios del agua, lo que mejorará necesariamente la alimentación.

La salud, el placer de comer bien, el precio serán cuestiones importantes en este nuevo desarrollo de la ingeniería alimentaria. Pero si se olvida tener en cuenta factores como la tradición, el patrimonio y la vinculación humana que se produce en las cocinas entre distintas generaciones, no estaremos en el buen camino; si se olvida que la comida es mucho más que calorías, y que representa nuestra forma de pensar y de existir, no estaremos en el rumbo correcto. Es decir, el problema no será la máquina, que es únicamente una herramienta, será la forma en que los seres humanos diseñamos y utilizamos los avances tecnológicos. Como siempre lo ha sido.

Nadie es dueño de una bola de cristal, pero parece plausible augurar que unas cosas se harán bien y otras no, como sucede con todas las instituciones, descubrimientos, hallazgos y desarrollo tecnológico a lo largo de la historia. Es una característica de todo lo humano, una especie en la que germinan a la vez la esperanza, la brillantez, la humanidad, la compasión y la crueldad, el fanatismo y la ignorancia. No debemos esperar el apocalipsis ni tampoco la perfección absoluta. Si la máquina toma alguna vez el control será por nuestra causa, así que (a quien corresponda) programen bien y controlen los resultados. La cuestión es simple: o progresamos, o desaparecemos o incluso volvemos a las cavernas. La responsabilidad sobre cualquiera de los destinos solamente será nuestra. Pero ésta es la cuestión que ha palpitado siempre, aunque ahora se invoquen la fuerza y la inteligencia de la robótica. Somos nosotros, es una cuestión humana.

Elegimos, no es el azar: son nuestros actos, los de cada persona, aunque son sobre todo las decisiones de los que nos desgobiernan desde cualquier capital del globo. Este nuevo tiempo necesita control, dominio sobre los nuevos parámetros. Es cierto que el mundo está en crisis, pero no es la primera. Apéense del miedo, elijan conscientemente, tomen sus propias decisiones y seleccionen los buenos alimentos en cualquiera de sus variantes, apoyando a los sectores primarios. Y sobre todo, no dejemos de manifestar nuestra propia naturaleza humana en relación con el alimento y su preparación. Hay que acercarse a los productos en directo, conocerlos, saber cómo se comportan y cómo pueden facilitarnos una vida mejor porque, en cualquier caso, alejarnos de nuestra propia naturaleza sólo aportará un mayor desequilibrio a la vida.

El futuro no está a la vuelta de la esquina, está justamente ante nosotros, y todavía podemos hacer elecciones, exigir, disponer, seleccionar y convertirnos en seres responsables en este nuevo mundo que amanece y que es fruto de nuestros actos.

En estos cambios en los que pueda ayudar la IA, hay cuestiones de interés como retomar cultivos de alta rentabilidad en territorios con escaso aporte hídrico, como es el caso de cultivos de la Antigüedad que se pueden revitalizar, como es el siguiente caso: al menos desde el quinto milenio antes de Cristo se elaboraban vinos, cultivos que se fueron perfeccionando y mejorando con el tiempo. Pero fue durante el Imperio bizantino cuando tomó auténtica fama el vino del Néguev, siendo considerado por los bizantinos como de alta calidad. Los vinos israelíes tenían una gran valoración en la época.

Aunque las vides europeas antiguas se perdieron tras la epidemia de filoxera de finales del XIX y principios del XX, todavía hay posibilidades de volver a probarlos. El rastro de esta apasionante historia comienza en una excavación en la ciudad arqueológica de Halutza, organizada por la Universidad de Haifa y la Autoridad de Antigüedades de Israel y dirigida por el profesor Guy Bar-Oz, donde han encontrado unas semillas. Unas semillas carbonizadas de mil quinientos años de antigüedad que es posible que puedan fructificar y dar de nuevo esa uva y ese vino histórico.

Halutza (en la actualidad Haluza) era una ciudad nabatea que alcanzó su apogeo entre los siglos IV al VII d. C., tiempo en el que fue famosa en el mundo bizantino, en especial por estar rodeada de viñas productoras de ese vino de gran calidad que encandiló al Imperio bizantino. Ubicada en la ruta de Petra a Gaza, sufrió a mediados del siglo VII d. C. un colapso cuyos motivos se ignoran, y quedó desterrada en un absoluto olvido. El Néguev, por su parte, es una extensión de la península del Sinaí, un auténtico desierto al sur de Israel, árido y seco, con escasísimas lluvias anuales, a pesar de lo cual algunas plantas prosperan, como la retama, la acacia, el pistacho y algunos tipos de palmera.

Entre todos los restos que se encuentran en una excavación importante como es el caso de Halutza, hay innumerable material que procede de usos de mesa, cocina y almacenaje, y hasta jarros que contuvieron el famoso vino. Algunas de esas semillas carbonizadas se han encontrado en estas piezas. La intención es reproducir el vino del Néguev y comprobar su calidad, que justificaba su alto precio. Y una cuestión más, y no menor: las viñas de variedades europeas, que son las que repoblaron la zona, necesitan bastante agua. Es posible que estas vides del Néguev requirieran una cantidad inferior y que estuvieran adaptadas a un clima árido y caluroso. De momento son intenciones, pero bien fundamentadas, en la búsqueda de una de las vides prefiloxéricas, y de sus vinos.

El vino en el mundo antiguo mediterráneo tenía un profundo carácter civilizador, un sentido de bebida culta, cultivada y pensada. Elaborada, en el sentido más exacto de la palabra, a través de la viticultura y la vinicultura. En el tiempo de expansión de Halutza seguía teniendo ese carácter civilizador, y sobre éste se dio un sentido más: el cristiano. El vino seguía representando, como en tiempos más antiguos, una forma de vivir, y ahora también una forma de ser, de pensar y de creer. De ahí la importancia de sus calidades, de la adaptación de las vides al entorno, de la manufactura del vino y de que fuera de calidad. Independientemente de sus cualidades organolépticas y del disfrute en la bebida de un buen caldo, el vino es un auténtico representante de la cultura mediterránea, de su forma de pensar y de ser, y por extensión, de la cultura europea. Los alimentos, las bebidas... la mesa, jamás carecen de significado: son esa expresión de quiénes somos y la explicación de por qué somos de una determinada manera. Éste es justamente uno de los hitos en los que el progreso se funde con la conservación, donde la tecnología será de una ayuda inestimable para, gracias a un hallazgo arqueológico, desarrollar una mejor posibilidad para un cultivo en un entorno difícil.

Es posible preguntarse cómo nos considerará la historia en el futuro, de la misma forma que hoy juzgamos los hallazgos de Halutza. El juicio de las generaciones es implacable y exigente. ¿Nos verán como una horda de trastornados entomófagos, estúpidos desocupados, lujuriosos y caníbales? Este tiempo, con sus dificultades, tiene también sus glorias, sus avances, sus mejoras y sus miserias. Como todos, sólo que ahora todo es muy visible, con una inmediatez única.

Siento darles el disgusto, pero desde varios frentes distintos se está promoviendo la idea de comer carne humana. Sin ambages, sin medias tintas, sin perífrasis, como suena. Carne de persona, de persona muerta, claro. Cómo llegarán a conseguir la carne se desconoce, pero no parece un fin agradable, o al menos hasta su pensamiento estremece. En una maniobra de acoso (aún sin derribo) la cuestión tiene varias avanzadillas y conviene no perderse ninguna.

La primera de las referencias a este tema se dio en una conferencia en Estocolmo, «Gastro Summit» (septiembre de 2019), donde se presentó la idea de que para combatir el cambio climático (es una excusa perfecta para todo, como ven) debemos comer carne humana. Para ser sostenibles, señalan, y ahora es cuando de verdad asusta la palabra. Sostenible. Recuérdenla y modérense en su presencia, por si las moscas, y por si estos ideólogos deciden ser más respetuosos con el ambiente pagando con sus propias carnes, con las de usted mismo, estimado lector. Esta reflexión tiene nombre y apellidos, apunten: Magnus Söderlund, que es su padre, es profesor del Departamento de Marketing y Estrategia (Stockholm

School of Economics), y presentó la conferencia: «Can you Imagine Eating Human Flesh?», en la que acusa al resto del mundo de malditos conservadores. Parece que una vez leyó la obra *¡Hagan sitio!, ¡hagan sitio!*, de Harry Harrison, o vio la película *Cuando el destino nos alcance*, de Richard Fleischer. Una metáfora distópica en la que la población depauperada era alimentada con el famoso Soylent en sus variedades rojo o verde y morían a cuenta del Estado (esto ya es familiar en nuestra sociedad, sólo falta que reaprovechen los cuerpos).

La segunda avanzadilla llega desde el diario norteamericano *The New York Times*, donde se decía, en una edición de julio de 2022, que el canibalismo tiene un tiempo y un lugar. ¿Cómo...? ¿Qué tiempo y qué lugar? Hasta como titular es espeluznante. Bajo la peregrina idea de que todo cambio es bueno, necesario y tentador, muchas mentes no descansan hasta inventar algunas de esas ocurrencias sobrecogedoras.

Hace tiempo que el catastrofismo de izquierdas se afana en tratar de limitarnos, controlarnos y reducirnos a la miseria espiritual y a la pobreza material con esos eslóganes del apocalipsis del planeta, con un indisimulable anhelo de conducirnos hacia un comportamiento incivilizado, a la pérdida de las tradiciones alimentarias, que son símbolos y representación de nuestra cultura. Pero, sobre todo, a la desaparición de lo que hay de bueno en nosotros. Hace un par de cientos de años que Malthus (*Ensayo sobre el principio de la población*, 1789) erró en idénticos cálculos, sin valorar el ingenio, la capacidad de los seres humanos, la autorregulación o el desarrollo de la tecnología.

La tercera avanzadilla es la presentación de una hamburguesa. Fíjense qué estrategia tan sibilina, basada en algo tan familiar y anodino. Y es que nos conducen hasta el abismo mediante cosas sencillas, con consignas aburridas, por vulgares: «Vayamos más allá de los límites», «Es divertido», «Atrévete», o también: «Según algunas investigaciones...» (jamás detalladas, por cierto). Sin embargo, ¡estos eslóganes funcionan! Hay mucha gente que admite que está interesada en sobrepasar los límites de la vida y del absurdo. Abruma la idea de que sea necesario tener que explicar el disparate que significa esto. Sin embargo, están preparando a la sociedad occidental para su corrupción moral y decadencia. Y rapidito. Fíjense en la estrategia, porque no tiene desperdicio: primero se normaliza, se habla, se echan unas risas. Después se proponen algunos juegos equívocos y, finalmente, ya tienen a la población preparada para asumir una novedad perversa.

En el caso del canibalismo, la primera fase ya se ha cumplido. La segunda es ese jueguecito entre bromas y veras, que ya se encuentra sobre la mesa. Una empresa sueca, Oumph! (vegana, eso sí, porque no desea desequilibrar el planeta por causa del consumo animal), ha desarrollado una hamburguesa con sabor a carne humana. Sí, a carne humana. Henrik Åkerman, *global brand leader* de Oumph!, señala que su empresa tiene una misión, que es cambiarnos. Sí, como lo oyen. En palabras de Åkerman: «Nuestra misión es cambiar la forma en que come la gente, y nuestro deber es usar la creatividad como herramienta para provocar este cambio». Ganaron un premio en el Festival Internacional de la Creatividad Cannes Lions con su hamburguesa vegana con sabor a carne humana. Ellos tienen una misión: ahora los negocios son misiones, lo que sin duda parece un buen plan de ventas. Puede sonar a simpleza, pero la cuestión que ronda es: ¿cómo saben a qué sabe la carne humana? Estremece el pensamiento de estos suecos.

La cuarta avanzadilla ya está implementada: es el consumo de productos no habituales en la dieta occidental, desde gusanos, larvas e insectos a comida más allá de lo ultraprocesado. Pero la cosa es infinitamente más amplia y compleja de detectar: se trata de la creación de cultivos, transformaciones y preparaciones de laboratorio. Comida que no proviene ya del mundo natural, sino de su recreación en placas de Petri o en probetas. En estos laboratorios se cultiva una imitación de queso (elaborado a partir de microbios y fermentación de precisión), se crían carnes que se pueden adquirir en forma de *nuggets*, filetes y multitud de formatos. Además, se desarrollan tiras que reproducen lonchas de bacon, chorizo y salchichas. Y hasta diferentes pescados, con sabor incluso a salmón ahumado. Y la justificación de toda esta bazofia (que, no les quepa duda, perjudicará nuestra salud) es evitar la sobrepesca y el sufrimiento animal. En lugar de criar pescado con técnicas de acuicultura en mar abierto, por ejemplo, o de sacrificar adecuadamente productos saludables, se las ingenian para darnos algo que realmente no sabemos qué es. Si los ultraprocesados eran insanos, preparémonos para los resultados de esta nueva tendencia en la salud de un par de generaciones.

Todos estos productos se elaboran mediante varios sistemas: a partir de células madre, en laboratorios, pero también utilizando restos de la industria cárnica o con productos vegetales que imitan a la carne. ¿Terminarán usando células madre humanas para crear su monstruo y que, en su lúgubre empeño, podamos comer carne humana de una forma u otra? Y no, no es un sueño, es una pesadilla que nos acerca peligrosamente a un panorama desconocido. Los motivos que aducen ya los conocen, porque cuando dicen sostenible y más respetuoso con el medio ambiente proponen expresiones que cualquiera avalaría por su aparente inocuidad. Pero hay que reflexionar sobre esto también. ¿De verdad la soja es más sostenible que los garbanzos? Porque el cultivo de la soja, que en gran parte está detrás de todo este movimiento de comidas veganas, provoca deforestación, altera los ecosistemas y suscita la pérdida de biodiversidad. Aunque se entiende mucho mejor si comprendemos que todo este concepto es un nuevo negocio. Con una simple, dura y mercantil estrategia de *marketing*, un negocio para vendernos cualquier cosa o concepto que podamos comprar. Un negocio para controlar, adaptar y vender. No se trata de que sea bueno, malo o regular, se trata de que, con el subterfugio del planeta, se está trastornando el ciclo de la vida natural. Destruir la naturaleza por causa de la naturaleza: cuánto cinismo hay en estas campañas. Pero tratando de acosar al otro producto con técnicas muy bien planificadas, creando auténticos «pecados» de la alimentación, desarrollando una cuestión de posicionamiento de una moral torcida y mal interpretada.

Porque ¿se puede discutir seriamente sobre el placer «transgresor» de comer carne humana? Esto supone asesinar a una persona o comer el cuerpo de un fallecido. ¿Qué valor tiene la vida en una sociedad en la que se plantea esto? El respeto a la vida empezó a perderse con la normalización del aborto, y de ahí en adelante seguiremos viendo horrores cada vez peores.

¿Somos conscientes de que están tratando de destruir los pilares de la civilización occidental? Tratando, porque aún no lo han conseguido, pero trabajan con ahínco. Quebrando la base de los principios, de los valores de Occidente: el cristianismo (ridiculizándolo), la democracia (pervirtiéndola desde su interior), el Estado (caricaturizando la separación de poderes), las costumbres (promoviendo el desprecio de la tradición), el papel de la mujer en la sociedad (se han cargado hasta el feminismo) y, por supuesto, la alimentación. Ya no nos van a dejar comer en paz el cocido, el gazpacho o el chuletón. Es justo lo que nos faltaba.

Era divertido ser rebelde cuando había normas, pero hoy que no hay desarrollo moral alguno, la rebelión carece de sentido. Sólo lo tiene la rebelión contra la rebelión. Esto se ha transformado en una peligrosísima espiral, en un gigantesco tornillo sin fin de algo que en realidad existe desde el principio de los tiempos, y que no es nada más ni nada menos que la lucha del mal contra el bien. La historia de la alimentación es una herramienta de una enorme utilidad para conocer una cultura, porque es una expresión inequívoca de sus valores, hechos, esperanzas y lacras. Y con este tema del canibalismo, en forma de macabra broma o de veras, fingido o real, asistimos a una demostración de la degeneración de valores que padece nuestra sociedad en la actualidad.

Vuelvan a cocinar, vuelvan a comprar productos sencillos y a transformarlos en casa. No es un eslogan, es una forma de vivir más adecuada a nuestra naturaleza. La tecnología está de nuestra parte para que ahora sea todo más fácil. No se abandonen a la comodidad: las batallas se ganan luchando, y cada una de nuestras pequeñas escaramuzas es valiosa. Y por favor, ni una broma más con respecto al canibalismo, que es expresión exacta de cuando comer no es alimentarse, sino pervertir los valores de una sociedad civilizada.

Este tipo de cuestiones tienen su repercusión en el presente. El desorden del pensamiento desgraciadamente fructifica en ocasiones en actos vandálicos que deterioran a las personas y el patrimonio. Amar la Tierra que nos acoge no es incompatible con amar el arte. El artista no es enemigo de la naturaleza: muy probablemente es un amante de ella en la mayoría de los casos. Tampoco es excluyente que el visitante de los museos pasee por los bosques y parques de su ciudad.

Llama la atención que personas de diferentes colectivos, exasperados evidentemente, inquietos, crispados e impacientes, no caminen a plantar árboles, ni se animen a recoger basura quizás, o incluso ayuden en alguna asociación protectora de animales o de menores. Están inmersos en unas acciones agresivas y a la vez carentes de trascendencia, en las que se anima a ser rebeldes durante unos segundos para, con el menor esfuerzo, hacer el mayor daño o ruido posible. Parece que la valentía está en la voluntad de hacer cosas, de ser proactivo, de ayudar en acciones que repercutan de verdad en la sociedad, pero que cuestan esfuerzo y que se prolongan en el tiempo. La valentía no se encuentra en la generación de una tensión inútil y negativa. Ser bravo no es ser arrogante, y se incita mejor con un buen ejemplo que con un acto agresivo. En definitiva, la tensión producida se vuelve en contra de sus propósitos, y las iniciativas que toman se convierten en llamadas de atención y en ejemplos que se van repitiendo concatenadamente, para desgracia de todos. En este caso hablamos de violencia contra el patrimonio material: los museos, los cuadros, las esculturas, las estatuas, los edificios.

Por otra parte, contra los diversos ataques que reciben, los grandes museos tienen protección y medios para mantener los cuadros a salvo de la barbarie. ¿Pero qué ocurre con los museos más modestos, que carecen de estos medios? Y que son innumerables en toda Europa, porque no hay ciudad que no tenga al menos uno de estos edificios con piezas fantásticas. Es inútil romper un jarrón del siglo XVI con la excusa de cuidar la Tierra. Es incluso estúpido. Pero claro, es muy cansado organizar un equipo de gente que se dedique a limpiar un bosque, una playa, un jardín. Lo fácil es lo fácil, y con un poco de comida y un bote de pegamento uno consigue... ¿qué? Nada. No consiguen nada excepto complicar el acceso a los museos y que los amantes del arte aborrezcan este movimiento, porque los cuadros se tendrán que ver a cierta distancia, mayor que la actual o con más protección. Pero conseguirán causar más crispación y dañarán la reputación de los que de verdad desean cuidar la naturaleza y los intereses vinculados con el arte.

Por otro lado, es interesante observar lo que arrojan a los cuadros. Así, a grandes rasgos tenemos: un pastel a la Mona Lisa, en el Louvre; un ataque en el Museo Barberini, en Berlín, con puré de patata contra el cuadro *Los pajares*, de Monet. Otro ataque con sopa de tomate contra *Los girasoles* de Van Gogh en Londres. Y el último, otro ataque con salsa contra *La joven de la perla* de Johannes Vermeer, en la Galería Mauritshuis, de La Haya. Y el último antes de publicar estas líneas, contra el retrato de Lord Arthur James Balfour, en la Universidad de Cambridge.

¿No parece sugerente que sólo tiren comida contra los cuadros? No arrojan pintura, como en otros casos; lanzan alimentos. Nada vale más que nada, la comida y el arte no compiten en importancia, sólo ocupan distintos nichos de interés, por eso la comparación que hacen, «¿vale más la comida que el arte?», resulta muy indigesta. A pesar de que es muy grato visitar museos en paz, especialmente cuando se ama el arte, sin embargo se siente a la vez cierta pena por estas generaciones ecoansiosas, capaces de cometer un delito antes que irse al monte a plantar árboles, o expertas en lamentarse amargamente por la Tierra, pero incapaces de limpiar las basuras que dejan después de una noche de farra.

Creo que perciben la tensión que hay en el ambiente, los miedos incrustados en el siglo XXI por intereses, la falta de principios morales y la escasez de auténtico afecto y razón repartidos de forma equilibrada. No se lo merecen todo, no se les debe conceder todo, pero hay que ayudarles a encontrar ese equilibrio que les descabalgue de la amarga agresividad. Los estudios de filosofía y religión en el sistema educativo hacen un infinito bien: ayudan a pensar, a valorar lo que es importante de verdad de lo que no lo es. Pero este Gobierno los ha anulado, creando con ello generaciones a las que deja desarmadas a la hora de la reflexión.

Llama la atención que la comida sea para nuestros ecoansiosos el símbolo de la naturaleza, como si esta última tuviera una *vendetta* con el arte. Y para dañar el arte no usan cualquier comida, sino comidas enlatadas (sopa de tomate) o preparadas (puré de patata o tartas). Desconocemos qué significa, pero si es lo que tienen en casa y lo que comen a diario, sería necesario que revisaran su forma de alimentación. Porque las manzanas, las lechugas y las coliflores son unos proyectiles infinitamente mejores. Y también son comidas mucho más saludables.

Hacen falta muchísimas cosas en este colérico siglo XXI. Pongamos en el cesto un poco de calma, de amabilidad, de reflexión, de lecturas y de buenas comidas. Muchos de los productos humanos actuales están crudos, les faltan cocción y sazón, se les nota de inmediato. Y desgraciadamente hay mucho interés en que se mantengan así. Mientras que puedan disfruten de los museos, coman bien y en paz. Se hacen mejores digestiones y se aprovechan mucho mejor los buenos productos bien cocinados que en un museo.

LA REVOLUCIÓN DEL SIGLO XXI ES VOLVER A COCINAR

Y siguiendo con la naturaleza, su ciclo, que se retoma una y otra vez cada año, empieza cuando todo revive y suben las temperaturas en los inicios de la primavera, días que retornan con alegría, aunque sólo hayan sido unas pocas horas: es el ciclo renovador de la primavera, en el que todo vuelve a empezar. No sólo renace la tierra y florecen las plantas, también el espíritu reverdece. Si nosotros dejamos que sea así, claro está. Si permitimos que se cierre el ciclo una vez más, porque no se lo estamos poniendo fácil a la naturaleza. Y ahora hablo de algo muy terrenal: de la producción de alimentos, tanto de origen animal como vegetal. La cuestión es que la homogeneidad de cultivos y la desaparición de especies diferentes de cada uno de los productos animales y vegetales (biodiversidad) nos están arrojando al filo de un peligroso precipicio. Nos deja sumidos en un grave desequilibrio, y no puede haber peor posición en la vida ni en la historia que sentarse al borde del abismo.

Tenemos escasez de variedades, sencillamente. Nuestro globalizado sistema alimentario adolece de variación en la producción de alimentos. Muchas variedades se están perdiendo; algunas ya lo han hecho irremisiblemente. Por ejemplo en nuestro propio país: de los famosos peros de Ronda apenas quedan un puñado de árboles. Las calabazas de Mallorca son otro de esos productos que se nos escapan; y el maíz cuervo, una variedad de maíz negro de Galicia, también lleva ese camino. Muchos conocen por propia experiencia al menos un par de esos productos que tenían sabor, personalidad y daban forma a platos tradicionales. Y el problema es más complejo que la pérdida de algún producto aislado porque, por una parte, muchos de los defensores de la protección de este importante patrimonio están altamente ideologizados, cosa que es incomprensible, porque el interés en su salvaguarda es de todos. Eso complica las cosas, porque lo mezclan todo en un batiburrillo incomprensible. Pero la realidad es que se hace muy difícil rescatar estas variedades porque no encajan en los canales comerciales. La cuestión es que son justamente esos productos los que pueden salvar la alimentación mediante un mecanismo muy simple y que ya proporciona la naturaleza con su indómita inteligencia, que es, sencillamente, la diversidad genética.

Tomemos un ejemplo: los tomates que conocieron los españoles en el antiguo Imperio mexica eran de tamaño más pequeño que los actuales, y su color variaba entre el verde y el amarillo hasta naranja, sin llegar al rojo intenso actual. Han llegado a existir hasta diez mil variedades de tomates, muchas de ellas extintas. La preocupación de los últimos cien años por conseguir plantas más resistentes a enfermedades y plagas, plantas más productivas y atractivas en los mercados, nos ha llevado al cultivo de un puñado —con suerte— de variedades. Esto significa que la aparición de un hongo, o el desarrollo de una epidemia en una de esas variedades más producidas —y consumidas— nos pueden dejar desabastecidos directamente, sin ese producto y con un grave problema social. Sin ser agoreros, sabemos que esto ya ha ocurrido: pasó con la gran hambruna irlandesa, provocada por la excesiva dependencia de un tipo de patata en esta sociedad, y que se produjo entre 1845 y 1849. Como la población estaba supeditada casi exclusivamente a esta patata para comer, ante una plaga de mildiú y la pérdida de las cosechas, esa base alimentaria se desestabilizó, porque no se sustentaba en otros productos. Los resultados fueron la bien conocida emigración de algo más de un millón de irlandeses y el fallecimiento de aproximadamente otro millón de personas. Un auténtico desastre. Pero una catástrofe de la que extraer conclusiones lúcidas y oportunas.

La historia nos muestra cómo no se deben hacer las cosas, aunque seguimos siendo alarmantemente tercos. Prever una situación similar, algo que puede darse con facilidad, o más bien que se dará antes o después, es sencillo: promovamos el cultivo y consumo de distintas variedades de un mismo producto en el contexto de una dieta equilibrada. Hoy no falta de nada en ningún supermercado, y podemos consumir a un precio asequible productos exóticos o que antes formaban parte de una alimentación de lujo. Es decir, disfrutamos de una dieta más variada, pero con numerosos peligros acechando alrededor. Uno de éstos es la homogeneidad, lo que significa, además, la pérdida de patrimonio alimentario. Vaya, en pocas palabras, que además de productos se nos escapan las recetas de las abuelas, las que significaban algo en otra generación, esas preparaciones en las que se reflejaba nuestra cultura, nuestros productos, nuestra historia. Todo converge, observen, y la homogeneidad en el cultivo de los alimentos, la monotonía en la cultura alimentaria y la redundancia de recetas que vuelan por todo el mundo atrapadas en las redes sociales, todas aburridamente similares, son factores que nos conducen hacia un panorama poco halagüeño.

Pero ya lo sabemos, sabemos qué puede pasar e incluso cómo puede pasar. Ahora el consumidor puede exigir productos variados. Hagámoslo. Ahora el consumidor puede impulsar campañas de rescate de productos autóctonos con escasa producción. Hagámoslo. Ahora el consumidor puede volver los ojos hacia la cocina tradicional: es el momento de la acción. Cocinar de nuevo es la revolución del siglo XXI.

EL LAMENTABLE ESPECTÁCULO DE LA TELECOCINA

Y cocinar concita interés, sin duda, hasta el punto de crear un auténtico espectáculo. Asistimos en los últimos tiempos a un auténtico espectáculo culinario que se desarrolla en las pantallas de casa: las cocinas vueltas al revés, cocineros, cocinillas, maestros y el resto de la tribu vibran angustiados, a contrarreloj y a destajo: ¡se acaba el mundo! Sin un segundo (¡qué digo!) microsegundo que perder, rodeados de cacerolas, insultando al competidor y con tanta tensión que el plató podría partirse —si se cayera, claro— como un enorme melón, de un solo golpe en mil pedazos.

Puro espectáculo que los medios aprovechan para vender publicidad y los cocineros para vender entradas. Nada ilícito, por otra parte, pero no del todo deseable para la buena consideración y el futuro de la cocina y de la buena mesa. Para la salud y la auténtica alimentación. En estos programas se da salida a instintos, a rivalidades, se provoca tensión y se enciende a los participantes y a los espectadores, que tienen claros favoritos y aversiones muy definidas —el fútbol, las carreras de caballos y el boxeo también funcionan así—.

Y de todo esto, nada que ver con la realidad, con el tiempo que los profesionales tienen que dedicar a la cocina, con las interminables horas de pie, con la tensión que se produce a veces, pero que no se resuelve bien si todos no colaboran activamente. Y es que la cocina, en el mundo real, no es una competición. Consiste en tratar de encontrar la propia personalidad gastronómica y desarrollarla correcta y brillantemente, lo mejor posible. ¡La de problemas que ha provocado históricamente la rivalidad entre las brigadas de cocina y sala! Como para venir a crear más tensiones entre los propios cocineros.

En las cocinas reales no hay cámaras, no hay brillo, nadie compite, y si lo hace, pierde, porque el que debe ganar es el comensal, siempre. En las cocinas reales hay muchas horas de trabajo y, a veces, las cosas no salen tan bien como se había planificado. Esta nueva pornococina televisiva provoca que la imagen de los cocineros sea un tanto irreal, que los profesionales parezcan actores cuando son mucho más: directores de un teatro que se abre todos los días, con varias sesiones que se deben concluir a tiempo.

En gastronomía no hay nada fácil, las cosas buenas son un espectáculo por sí mismas: el producto que se ha cuidado durante meses, la formación —que no siempre existe— y que sigue siendo imprescindible, la capacidad de trabajo y el equipo.

Grimod de la Reynière[8], que sabía muchísimo de comer bien, decía que cada cosa de este mundo quiere ser cogida, servida y comida en su punto. Nada más y nada menos. Debemos tratar de que esta gran explosión que ha conocido la gastronomía en los últimos tiempos no se convierta en pura banalización, que no sea como la sociedad en que vivimos, que carece de trascendencia. ¿Trascendente la cocina? Pues sí, hasta tal punto lo es que nos da de comer cada día y nos mantiene sanos; lo es porque explica el esfuerzo del sector agroalimentario o el de la distribución, y porque es el motor de muchos conocimientos tecnológicos que nos proporcionan un buen nivel de vida.

Hagámonos un favor: cocinar siempre ha estado de moda, porque siempre hemos necesitado comer, pero eliminemos la tensión, suprimamos la competición angustiosa. La telecocina no es en definitiva más que la telenovela actual, en la que los protagonistas son una tribu variopinta rodeada de cacerolas, la diversión de este sorprendente y agitado siglo XXI.

Extrañamente, cuanto más espectáculo televisivo hay sobre la cocina, menos gente guisa en casa. Se sustituye el placer de mirar por el de la acción, y actuar es lo que caracteriza la vida y a nuestra especie. Cocinar es la revolución del siglo XXI, pero no lo es mirar cómo cocinan otros.

8 Villegas, A., *Grandes maestros de la historia de la gastronomía*, Almuzara, Córdoba 2015.

SIN SECTOR PRIMARIO NO HAY ALIMENTOS

Porque la cocina se nutre de productos que se crían, que crecen o se cultivan en el mar y en la tierra. Sin duda vivimos en el presente una llamada de atención desde los canales agroalimentarios y desde la fuente principal de producción, que es el mundo rural. La cuestión es que nos hemos acomodado a consumir cualquier cosa a buenos precios y en cualquier tiempo del año, y que este ciclo se ha terminado. Especialmente si no se protege la producción local, porque la globalización, como ha demostrado la guerra de Rusia-Ucrania, es un factor de inestabilidad. Subida de los precios de la energía, escasez de fertilizantes, falta de grano y cereal para personas y animales terminan creando un ciclo complejo y atormentado. Pero no es el único culpable, porque las gestiones interesadas, incompetentes o ignorantes están siendo catastróficas y no van a mejorar en los próximos tiempos. El equilibrio de los mercados se ha visto gravemente perturbado por un cúmulo de circunstancias complejas que dependen de los factores anteriores.

Hay nubes sobre los campos y no son de agua. La agricultura y la ganadería españolas están padeciendo los rigores de un sistema atroz, pero hasta que los consumidores no lo sufran en el supermercado, no van a querer saber nada, y ojalá que no sea demasiado tarde. La vida gira en torno al alimento. Es una obviedad, pero no una simpleza. Y en torno a la producción de alimentos —que son la base vital humana— seguimos girando, miles de años después de haber aprendido a producirlos.

Como esto es evidente para todos, hay manipulación de nuestra base vital (el alimento) con el fin de manipular igualmente a Occidente. A la vez que sufre el medio tradicional, se financia la producción de alimentos artificiales. Así que la estrategia la podemos observar como una táctica coordinada y efectiva. Todo ello para cumplir con una peligrosa e ideologizada Agenda 2030 que se está imponiendo a toda marcha en diferentes campos, como los siguientes:

1. *El agua.* Ante la falta de lluvias, ¿no es posible gestionar mejor los recursos, embalsando y no perdiendo capacidad en el recurso? Sin embargo, se produce una importante destrucción de presas no sólo en España, sino en toda Europa. Que suponen además una fuente de energía limpia y renovable.
2. *La pesca.* La flota comunitaria estuvo suspendida entre julio de 2018 y julio de 2019, flota que constaba de 138 licencias, de las que 92 eran españolas. Recurrentemente se hace necesario renegociar el acuerdo pesquero con Marruecos. La flota española ha sufrido una importante reducción en el número de buques, mientras que la población activa envejece, disminuye el volumen de pesca, se contaminan las aguas marinas y se sufre la imposición de cuotas comunitarias.
3. *La producción agrícola.* Según el BOE 113, de 12 de mayo de 2023, se modifica una ley de 2014 primando el abandono, el arranque y la destrucción de plantaciones. En especial de aquellas que conforman nuestro patrimonio histórico: la viña, las plataneras, la producción lechera, las peras, los melocotones, las nectarinas, las manzanas, la remolacha azucarera y la caña de azúcar.

   Esta destrucción se complementa con la creación de parques naturales cuyo estado final es de semiabandono, con tierras carentes de producción y focos potenciales de incendios. ¿Y la producción que se pretende destruir, con qué y cómo la sustituirán? Y contemos con que, a menor producción, inferior empleo, y mayor necesidad de prestaciones sociales para mitigar la penuria económica de los afectados. Y con menos impuestos que recaudar, habrá un aumento de la carestía de la cesta de la compra.

4. *La cabaña ganadera.* Herida y muy perjudicada en toda Europa. Es preocupante el ejemplo de Irlanda, donde se están sacrificando 65.000 vacas por año. La ganadería en España disminuye por el elevado número de explotaciones que cierran al no poder asumir los costes. Esto provoca un aumento de los precios de la carne, la leche y sus derivados, sector igualmente perjudicado, lo que afecta también al estado sanitario de la población, derivando en deterioro y malnutrición, en lo que representa un ataque directo al bienestar de todos los españoles. ¿No se pueden compensar los gases con la plantación masiva de árboles? La naturaleza ya había desarrollado este mecanismo.
5. *Deterioro del mundo rural.* Provocado por el desempleo, el abandono de explotaciones y la desidia de las políticas de la Unión Europea. El campo no es una naturaleza idílica y novelada. Es la realidad, productiva, que se deshace y cuya destrucción nos hará pagar un elevado precio a perpetuidad. El ánimo y la templanza de la gente del campo también sufren los efectos de estos ataques y estas dificultades constantes[9].

9 Ver la obra de M. Pimentel, *La venganza del campo.*

La suma de todas estas circunstancias está provocando un peso tributario imposible de mantener por la población. Paralelamente, los precios de los alimentos corrientes suben a niveles inasequibles para la población normal, acostumbrada a comer bien a precios muy razonables en los últimos tiempos. Si esta planificación continúa gestionándose de esta forma, los precios seguirán subiendo, sencillamente porque la producción será insuficiente para satisfacer la demanda. Y entonces... ¿qué vamos a comer? ¿Y cómo lo vamos a hacer?

En parte, se observa una aparente escasez de ideas o recursos que compensen esta deficiencia, aunque a la vez se ha elaborado esa otra mefistofélica estrategia: que la población se abastezca con insectos, que beban leche artificial y consuman carnes creadas en el laboratorio. Que, por cierto, ninguno de estos alimentos es barato, inocuo ni parece delicioso. Así que tendremos alimentos elaborados en granjas atiborradas de insectos, o procedentes de laboratorio, como sustitutos de nuestra rica dieta ancestral. La sola idea es estremecedora.

Nos asomamos a los comienzos de un panorama inquietante, histórico y asombroso: la humanidad destruyéndose a sí misma. No es la primera vez que ocurre, pero jamás había sucedido así. Creando intencionadamente escasez por la mano del hombre: el político, el burócrata y cuantos intervienen desde los cómodos despachos de la Unión Europea, al dictado de la muy comunista y fracasada economía planificada.

COMER EN TIEMPOS DE GUERRA

Una guerra en pleno siglo XXI era algo que no habíamos imaginado para Europa. A pesar de que era evidente al observar cómo se complicaban las relaciones entre los países. Después de la primera mitad del siglo XX, tras los horrores de la Primera y la Segunda Guerra Mundial, con sus devastadoras consecuencias que todavía hoy se dejan notar en nuestra cultura, el europeo trabajó con ahínco para que aquello no volviera a ocurrir en nuestro territorio. Y así se crearon instituciones para fomentar las alianzas y no las diferencias, que finalmente terminaron dando lugar a la creación de la unión supranacional que es la Unión Europea. Proporcionando a la vez una falsa sensación para la población de estar totalmente a salvo de una guerra, lo que alentó en su momento Francis Fukuyama con su obra «El final de la Historia y el último hombre». En esa tranquilidad de progreso, afección territorial y humana y preocupación por las guerras históricas, nacimos varias generaciones, hasta encontrarnos con este momento de guerra en el extremo este de Europa.

Además de los innumerables conflictos que supone una guerra, las desgracias personales y las dificultades de los países afectados, hay varios sectores que se han visto seriamente perjudicados por ella, entre los que se encuentra el alimentario. Los abonos para la tierra y la distribución del cereal, trigo y maíz ucraniano para el ganado y para consumo humano han resultado decisivos desde que empezó la guerra.

Europa no recordaba una desde la Segunda Guerra Mundial, cuando ni siquiera hace ochenta años de su final, pero aquí tenemos de nuevo uno de los jinetes del Apocalipsis, con todas las desgracias que conlleva para tantos. Y no es baladí la circunstancia de que Ucrania sea uno de los países con mayor producción de alimentos para la exportación, ni las complicaciones que han llegado, posiblemente para quedarse mucho tiempo, con respecto a una alimentación asequible e incluso barata, como había sido hasta ahora.

Reflexionar sobre el alimento nos facilita la observación sobre cuestiones importantes como son la estrategia política, las necesidades de diferentes colectivos, el alimento como parte de la geoestrategia y las tácticas de carácter alimentario, entre otros aspectos. La actualidad nos conduce a esa ponderación sobre aspectos de la alimentación que suponen inteligencia, organización, previsión e innovación. Uno de los grandes retos de las guerras han sido los suministros, la imperiosa necesidad de proporcionar calorías a unas tropas que no siempre se pueden abastecer sobre el terreno.

Y caminamos unos pasos al lado de la historia: los romanos hacían la guerra en verano, mientras que durante los inviernos descansaban en los campamentos, bien guarnecidos y aprovisionados. Las guerras durante la Antigüedad eran infinitamente más complicadas en invierno, por la dificultad del desplazamiento de la infantería en terrenos embarrados, con lluvias, nieve o heladas importantes.

Y durante las campañas llenaban su cantimplora con posca, un líquido isotónico, abuelo de los gazpachos mediterráneos y que ayudaba a reponer energía e hidratar. Además, disponían de un sistema de intendencia muy bien organizado que llevaba hasta los campamentos aceite de oliva, *garum* y vino. Ya sabían que las fuerzas necesitan reponerse con hidratación y con alimento, con buen alimento, y que los ejércitos necesitan comidas nutritivas. Pero no fueron los primeros ejércitos que tuvieron el acierto de preocuparse por la energía que aportan los alimentos. En tiempos bíblicos, Jonatán, el hijo del rey Saúl, al que sucedió el mucho más famoso David, fue perfectamente consciente de este hecho. Justo antes de una batalla comió miel y sintió que instantáneamente aumentaron sus fuerzas al consumirla, que le brillaban los ojos. Hoy un dietista le hablaría de la curva glucémica, ¡pero qué útil le fue a Jonatán el consumo de miel...! ¡Y cómo reprochó a su padre haber prohibido a las tropas comer esa misma miel antes de la batalla, porque los hombres carecieron de las fuerzas necesarias!

Decía que Saúl había causado un grave daño al país impidiendo que los soldados hubieran comido miel antes de la batalla contra los filisteos, porque la energía que ésta les hubiera podido aportar habrían conseguido una mayor victoria. Y, por tanto, una derrota completa del enemigo. Ése era el gran reproche del príncipe al rey: no haber dispuesto de una intendencia mejor organizada.

Muchos siglos después, Napoleón convocó un concurso para conseguir algún sistema de abastecimiento de sus tropas, que estaban sufriendo extraordinariamente en las guerras en Europa y que finalmente fueron derrotadas en el frente ruso. En aquella época las batallas eran muy largas y la infantería sufría unos desplazamientos interminables que minaban la moral de las tropas. Napoleón tenía muy claro que un abastecimiento inteligente era imprescindible para desarrollar una buena estrategia. Aquel concurso lo ganó Nicolás Appert, un cocinero especialista en confitería y, por tanto, en el conocimiento de mantener los alimentos en buen estado durante tiempo prolongado. En primera instancia, Appert introducía los alimentos ya elaborados en botellas de vidrio oscuras y gruesas, tapadas con un corcho que se sujetaba con unos alambres sellados con lacre. Después calentaba las botellas a alta temperatura bastante tiempo y los alimentos se mantenían en buenas condiciones. Fue un invento fundamental para el progreso de la humanidad, y se llamó apertización. Fue el inicio de los sistemas de enlatado actuales. Cierto es que Napoleón perdió las guerras europeas, pero todos ganamos un nuevo sistema para conservar los alimentos que nos cambiaría la vida para siempre.

Muchos años después, en nuestros días, en pleno siglo XXI, las raciones de combate no pueden estar empaquetadas en envases de cristal, no pueden pesar y deben ser altamente nutritivas. Una ecuación perfecta para que la impedimenta resulte fácil de transportar. El esfuerzo que supone un clima adverso más un exceso de peso se paga en eficacia, algo que supieron bien en Vietnam. Allí terminaron desarrollando las bebidas con taurina y cafeína, que tan útiles fueron a los combatientes norteamericanos inmersos en una actividad física extraordinaria, pero que tan perjudiciales son cuando se consumen como en la actualidad: sentados y sin quemar esa auténtica bomba para el corazón o, combinada con alcohol, un depresor del sistema nervioso mezclado con estimulantes a la vez (taurina y cafeína). Una auténtica locura.

Pero esta locura no es la última ni la única: en Oriente Próximo, Israel sufrió un terrible ataque terrorista tras el cual se ha avivado un conflicto que latía con infinitas dificultades. Siempre se sabe cuando empieza un conflicto, pero jamás cuando y cómo acaba. En la encrucijada en que se encuentra el mundo entre ambos conflictos al este y en Medio Oriente, el resto de naciones observa y espera.

LA CLAVE: EUROPA

Las civilizaciones, como los organismos biológicos, nacen, crecen y se desarrollan. Finalmente se transforman, algunas mueren y desaparecen. Pero las personas, los libros y las infraestructuras continúan, llevando en sí algo (o mucho) de aquel tiempo perdido. Pasó en Babilonia, ocurrió en Sumer y en el antiguo Egipto, también sucedió en Roma. Igualmente desaparecieron Creta y Bizancio, el Imperio inca y la cultura maya. Incluso el Imperio mongol, la Macedonia de Alejandro Magno o la Cartago mediterránea. El ciclo histórico es ineludible e inevitable, y hasta deseable, porque todas las culturas llevan en sí mismas la semilla de su desaparición, y los nuevos despertares históricos también incorporan frescura, ilusión y cambios. Nuevos tiempos.

Europa es una valiosa combinación de historia, cultura, religión, arte, pensamiento y personas. También de una alimentación específica que tiene un significado concreto y que ha sido evidente expresión de diferentes momentos históricos para el conocedor de las claves. La herencia de Roma, el valor del catolicismo, la semilla de Carlomagno, la reflexión de la Ilustración, las guerras de la Edad Moderna que configuraron las fronteras de la Contemporánea. Y hasta las dos guerras mundiales, terminaron de pulir Europa y de crear, con el esfuerzo de vidas humanas, de sacrificio, de esfuerzo, todo lo que tenemos hoy. En pocas palabras: ésa es nuestra historia, nuestro valor, la contribución a un mundo mejor.

Pero como el resto de las culturas, en el corazón de Europa se oculta la propia semilla de su destrucción. No hay que escandalizarse ni estremecerse, es sencillamente un hecho histórico que se repite en los distintos ciclos y que en realidad no tiene que ver con la cultura, sino con la propia esencia humana, que es la clave de todo. Lo que hemos anhelado con tanto ahínco puede destruirnos, como en este caso es la modorra de un mundo confortable, o el olvido de que la vida es lucha constante y que no debe haber descanso en la construcción de una cultura. También influyen aspectos como la dejación de la moral y las creencias que nos convirtieron en lo que somos: la cuna de la civilización occidental. Y parece que, al escribir estas palabras, toman protagonismo las causas de la caída del Imperio romano. Porque son prácticamente idénticas, salvando las distancias que nos ha traído la tecnología en el siglo XXI, y en ambos casos tienen una estrecha relación con sus principios fundacionales.

Les pongo un ejemplo: Roma se quedó a muy poco tiempo y desarrollo técnico para terminar descubriendo las aplicaciones de la electricidad, y quizás en ese lapso hubieran podido modificar su propio destino. Pero no ocurrió así. La tecnología, que hoy tiene su siguiente paso en el poderoso *quantum*, podría hacernos avanzar hacia un mejor destino, pero si olvidamos el factor humano estamos perdidos. Hay que trabajar siempre en varios frentes, ésta es la complicación del caso, por lo que siempre es fundamental insistir en la importancia del elemento humano: la civilización debe estar hecha para el hombre, y no al revés. Como en otro aspecto ocurre con la ciudad, que debe mantener una dimensión humana.

El historiador observa el panorama con atención; vivir los hechos históricos en primera persona es doloroso, aunque apasionante. Pero como dice Felipe Fernández-Armesto, es verdad que la única verdad de la historia es que no aprendemos las lecciones que ésta nos enseña. Europa se debe a la reflexión y a la actuación consecuente, desde luego, porque las dificultades no se afrontan cerrando los ojos. Hay guerra en casa, y quizás sea necesario reevaluar la postura europea y reflexionar sobre quiénes somos. Nuestra sociedad está basada en los principios de la ayuda, más estrecha aún entre europeos, en el valor de la caridad en lo personal, y en el de la solidaridad entre naciones. También en la eficacia de una ley y de un orden internacional que hoy Putin (y no Rusia, porque es razonable pensar que no toda Rusia está de acuerdo con esta guerra) ha quebrantado.

Nos enfrentamos a grandes problemas, concatenados y superpuestos, y no habrá soluciones fáciles. Nos enfrentamos a abusos, a una sociedad repleta de excesos y difícilmente capaz de soportar dificultades en búsqueda del bien común, mientras caminamos de la mano de una clase política mediocre, insuficiente e incapaz. Saldremos de ésta, como ha ocurrido otras veces, pero lo más importante es cómo saldremos, si moralmente fuertes y seguros de dar los pasos adecuados o no. Para mirar el futuro es necesario reflexionar sobre la historia y actuar en el presente.

COMER DURANTE UNA GUERRA

Desde luego, la humanidad ha vivido muy pocas etapas totalmente pacíficas: siempre ha habido guerras que han involucrado a diferentes países, además de guerras civiles o incluso mundiales, escaramuzas y unos más discretos aunque no menos sangrientos conflictos fronterizos. A veces han durado años, otras han sido fugaces, y también tenemos guerras históricas interminables, como la que asoló Europa en la primera mitad del siglo XVII, la Guerra de los Treinta Años.

Como toda esta generación, hemos convivido en paz. Mechada, eso sí, con tiras de desdichada política como la que nos asola en la actualidad, pero en paz. El conflicto candente al que asistimos en directo, protagonizado por Ucrania y Rusia, y del que naturalmente desconocemos el desenlace, nos conduce a reflexionar sobre las comidas en tiempos de guerra. Que no están tan lejos ni en el tiempo ni en el espacio. En nuestra propia casa, Ignacio Doménech escribía en 1941 un título muy conocido: *Cocina de recursos*, con un subtítulo abrumador, *Deseo mi comida*. Un título abrumador, que expresa cómo se sentía la población española durante esos duros años.

Una época en la que había que aprovechar el albedo, que es la parte interior y blanca de la naranja, para reconvertirla en unas pseudopatatas que, con un poco de cebolla, harina y leche, salpicadas de condimento amarillo, servía para elaborar una tortilla de patata sin patata y sin huevo. Doménech dice en su librito: «Oh, qué importancia insuperable tienen para mí, aunque sean unos modestos huevos fritos...». Y uno se estremece al pensar en cómo la importancia del alimento adquiere toda su plenitud en este escenario.

Aunque les parezca mentira, durante las guerras la primera de las preocupaciones no ha sido la batalla, sino cómo alimentar a los que tenían que vivir, luchar y mantener el frente, por un lado, y levantar el país cada día por el otro. En las dos guerras mundiales, los gobiernos norteamericano e inglés recomendaron vivamente a su población cultivar personalmente todo lo que les fuera posible. Para ello, las administraciones instruían mediante panfletos, adiestramiento en pequeños grupos e incluso hubo alguna pequeña y corta ayuda de todo tipo, incentivando así la actividad hortelana. Se animó a cultivar en los jardines públicos, en cualquier esquina disponible o en los pequeños alcorques de los árboles de la calle. Llamaron a estos huertos que crecían en cualquier espacio disponible los Jardines de la Victoria. Fueron de una gran utilidad, porque el autoabastecimiento de los civiles permitía que se pudiera disponer con más holgura de comida suficiente para el ejército, que era prioritaria. Esta actividad revirtió beneficiosamente en un doble sentido, y a la vez que sucedía esto, los precios de los alimentos bajaron y la economía no se veía lastrada por las necesidades de alimentos de la población civil. Mientras, los escolares cultivaban en los colegios y los vecinos se unían para plantar huertos en los patios y jardines comunitarios. La cooperación era esencial y mantuvo a la población activa, productiva, coordinada y con una moral fortalecida por el mutuo apoyo.

Las legumbres y los cereales fueron para ellos sustanciales: maíz en Estados Unidos, guisantes en Gran Bretaña. Hortalizas en todas partes, patatas y zanahorias sobre todo, y la necesidad de compartir lo cultivado para que todos pudieran sobrevivir. Una cocina en la que el ingenio y la auténtica creatividad conseguían al menos la supervivencia.

Después, una buena nutrición, que preocupaba igualmente, en especial al gobierno norteamericano, para lo que contó con la asesoría del posteriormente célebre profesor Ancel Keys, que desarrolló el concepto de «dieta mediterránea».

Igualmente, se perfeccionó un recetario imaginativo y práctico que aprovechaba recursos que años antes o después casi se consideraban desperdicios. Se buscaba no sólo satisfacer la necesidad, sino disfrutar de la comida, y así panes, dulces y guisos sustanciosos se convirtieron en platos deseados. Y la fabricación de conservas se convirtió en una necesidad mediante la que se aprovechaba el exceso de producción en su temporada más alta. Todo esto suponía una auténtica perturbación en la vida cotidiana, más allá de las zonas en las que se desarrollaba el escenario bélico.

Como decía Doménech en su librito, «la mejor salsa es el hambre», esa hambre que, en tiempos de necesidad, se convierte en una obsesión cada día al levantarse, que nos lleva a saltar en el tiempo y a recordar las desventuras del perpetuamente ávido Lazarillo de Tormes. Las consecuencias de la guerra de siglos pasados probablemente sean diferentes a las de la actualidad. Esperemos lo mejor y apreciemos el conocimiento de jardineros, hortelanos y cocineros que, durante las dos guerras mundiales, salvaron infinidad de problemas.

A pesar de todas las dificultades que vivimos, nos encontramos en una de las épocas más confortables de toda la historia: hay novocaína y así no padecerá ninguna molestia en el dentista, tenemos antibióticos para un espectro importante de bacterias, y el supermercado de la esquina está repleto de todo tipo de delicias al alcance de todos. Sólo hace falta que no lo estropeemos. Y para eso es necesario revisar la historia, que ahora como nunca es maestra de vida.

Por otra parte, las guerras no tienen campo de batalla inutilizable, y no sólo se libran en territorio abierto, también lo hacen en la mesa. A través de unas aparentemente amables, aunque casi letales tabletas de chocolate, hay un asunto que ha saltado todas las barreras de lo gastronómico para encontrar al diabólico enemigo de lo bueno, de la comida y de la vida: el veneno. Tan importantes han sido las que podríamos llamar «actuaciones tóxicas» de Putin, al que denominaremos de momento *Gospodin* Venenitos (Sr. Venenitos) y han causado tal interés, que el asunto va más allá de lo anecdótico para formar parte de una manera de entender la estrategia bélica e incluso la diplomática.

Y aunque no es el único, y de casta le viene al galgo, el presidente ruso es tan aficionado a todo tipo de tóxicos, mortales o no, que merece por su persistencia y eficacia un poco de atención.

La noticia no podía ser más impactante: los participantes de la mesa de negociaciones de mediados de 2022, en la guerra de Ucrania y Rusia, han caído intoxicados con diversa gravedad y en distinta medida. Roman Abramovich y los negociadores ucranianos han manifestado síntomas de envenenamiento, algo que, cuanto menos, sorprende en estos tiempos. Parecía que el uso de venenos había quedado como cosa de otra época, algo del pasado a lo que la civilizada cultura del siglo XXI jamás iba a volver a recurrir. Sin embargo, no debe extrañar esta aparición de venenos: la trayectoria rusa no ha llegado a abandonar jamás la maquiavélica gastronomía del mal. Observamos algunos de los últimos casos: en 1995, aún en época del presidente Boris Yeltsin, el empresario georgiano Ivan

Kivelidi fue envenenado con cadmio a través de su móvil, y falleció tanto él como su secretaria en un breve plazo de tiempo. Fulminante, sí, pero nada discreto.

Mucho más recientemente, en el verano de 2020, Alexei Navalni, opositor ruso, fue envenenado con un tóxico impregnado en su ropa interior, durante un vuelo. Finalmente sobrevivió, aunque el agente nervioso Novichok, un histórico de las agencias rusas, casi acaba con él. Cosa que desgraciadamente ha sucedido en febrero de 2024. Y no era el primer intento, ya que los rusos lo pusieron literalmente de color verde en 2017, al ser atacado por un agente conocido como «verde brillante». También parece que el té ha sido un agente facilitador de los tóxicos, como ocurrió con la periodista Anna Politkóvskaya, que fue envenenada en 2004 y finalmente asesinada dos años después.

Desde luego, el té les gustaba como agente introductor de los tóxicos, así que Aleksandr Litvinenko, en 2006, fue asesinado con una buena ración de polonio-210, un agente radiactivo letal. En su civilizada taza de porcelana, quizás unas de esas bellísimas porcelanas de «cáscara de huevo», le esperaba la muerte. Quién lo hubiera imaginado.

En la naturaleza, los sabores amargos suelen ser la antesala de un tóxico, por eso los detectores del sabor amargo se encuentran en gran cantidad en el final de la lengua, como mecanismo de supervivencia, con el fin de evitar tragarlos. Pero los rusos han sobrepasado todos los límites desde el amargo cianuro, y a su lado la *amanita phalloides*, tan amada por los envenenadores romanos, ha quedado muy deslucida. Incluso el arsénico, el mercurio o la cicuta son poca cosa al lado de estos mecanismos de última generación, aunque, gracias a Dios, no siempre eficaces, como vemos. Aún en la actualidad, los tóxicos deben ser camuflados, y no hay mejor camuflaje para un sabor raro o amargo que el dulzor de un té, o de un chocolate.

Y así volvemos a nuestro caso, porque Roman Abramovich y los negociadores ucranianos han sido intoxicados precisamente por un chocolate contaminado, quizás con compuestos organofosforados. Y los han tomado en pequeña dosis, porque la intención era verdaderamente maquiavélica: no tanto matarlos, pero sí dejarlos exhaustos durante la negociación. Incapaces, agotados. Y lo han conseguido.

A los rusos siempre les gustó el chocolate, tanto el bueno como el malo, e incluso llegaron a producirlo. La famosa fábrica Octubre Rojo, de la época de los zares, ya que empezó su andadura en 1851, empezó a fabricar chocolates a partir de la década de 1960. Allí se apreciaban extraordinariamente, aunque cuentan quienes los probaron que eran de mala calidad, arenosos y difíciles. La marca de chocolates se llamaba Alenka, y no sólo se valoraba mucho, sino que se consumía en cantidades exorbitantes, aunque la fábrica cerró en 2007. Así que no es posible que los negociadores ucranianos hayan caído en la trampa de los inocentes ojos de la niña que envolvía las famosas y desaparecidas chocolatinas Alenka. Así que no han sido intoxicados por los chocolates de la niñita de ojos azules, pero quizás cualquier otra marca internacional ha servido como artimaña del mal.

En cualquier caso, no termina de sorprender el uso de tóxicos, que tan útiles han sido a *Gospodin* Venenitos. ¿No creen que seguimos siendo muy parecidos a aquellos hombres de hace veinte o treinta siglos que usaban medios indirectos para provocar la muerte? Pero quizás en el pecado lleve la penitencia: es posible que *Gospodin*

Venenitos padezca un pavor insuperable a sus propias armas, y de ahí las distancias con sus invitados, las largas mesas, las comidas o bebidas inexistentes en sus últimas apariciones. *Gospodin* Venenitos no toma chocolate. Seguro que animaría sus endorfinas y le sentaría muy bien. O no.

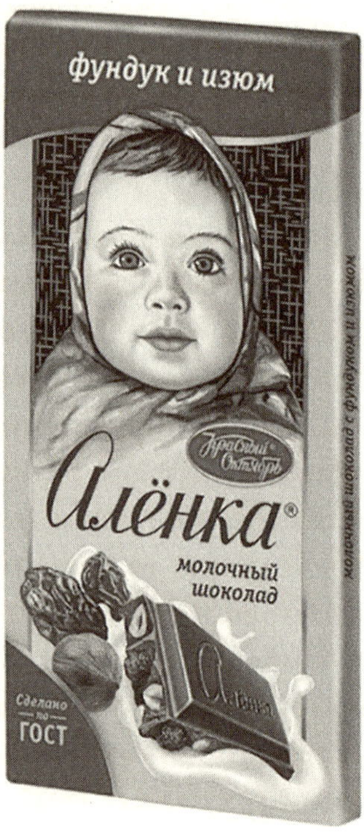

¿QUÉ DESAYUNA CIRILO?

Cirilo, el patriarca de la Iglesia ortodoxa de Moscú y todas las Rusias, se encamina a la octava década de su vida, y su nombre completo es Vladímir Mijáilovich Gundiáyev. Lo vemos en todos los eventos importantes en Moscú, acompañando a Putin con frecuencia en los actos institucionales. Y apoyando y alentando abiertamente sus actividades bélicas. En Occidente, el comportamiento similar de una autoridad cristiana sería impensable, pero la Iglesia ortodoxa tiene un importante papel en la sociedad rusa, y alzar su voz para pedir paz, para detener la locura en vez de alentar la guerra sería una cuestión verdaderamente decisiva. Cirilo tiene poder y lo utiliza, pero no en beneficio de la paz.

Es posible preguntarse si desayunará *borsch*, la rica sopa de remolacha ucraniana con crema agria, o si más bien se inclinará por una combinación de algún chupito de vodka con unas gachas, o *kasha*, quizás más elaboradas que las del común, preparadas con mantequilla, cereal y leche. También hay otras cuestiones, como si añadirá un buen surtido de *zakuskis*, *piroshkis* o una sabrosa ensalada *stolichinl*, o la famosa *olivieh* o las tortitas *oladi*. ¿Incorporará té a su condumio matutino? ¿Será más de dulce o de salado? ¿Quizás una mezcla de ambas posibilidades? Pero seguro que podría concluir un nutritivo desayuno con unas rodajas de *basturmá* de equino, o unas cucharadas de caviar de esturión del Cáucaso servido sobre delicados blinis. Es necesario saberlo, y les diré por qué.

Porque no es posible entender que la cabeza de una Iglesia cristiana que tiene poder espiritual sobre ciento cincuenta millones de fieles sea capaz de alentar la guerra, de estimular a una de las partes y de invocar la obligación de la movilización militar como si los rusos vivieran en pleno Medievo. A la vez que alienta con esta actitud la división de la Iglesia ortodoxa, porque en varias diócesis ya no se reza por el patriarca y algunos de ellos tratan de separarse definitivamente del patriarcado, lo que terminará conduciendo a dicha Iglesia a un cisma.

En lugar de hacer una llamada a la calma, a los aspectos que unen, su postura es justamente la contraria («monaguillo de Putin», le llamó el Papa Francisco). Mientras, ortodoxos rusos y ucranianos disputan en el campo de batalla, hijos de la misma Iglesia. Teniendo en cuenta que una palabra de Cirilo sería sustancial en una guerra que es fratricida, su papel es, cuanto menos, estridente. El poder corrompe, y las riquezas que a nivel personal posee el patriarca, con importantes y multimillonarios negocios, pueden hacerlo con él, o incluso pueden haberlo hecho ya. Quizás, en vez de tirar piedras, le convendría reflexionar sobre el almiar que tiene en casa. En vez de atacar comportamientos occidentales debería echar un vistazo a la corrupción, prácticas mafiosas y desenfreno de la sociedad rusa. Unidas a la codicia y avaricia personal condenadas, por ejemplo, en el Eclesiastés.

Y como no levanta la voz para clamar por la paz, reflexiono sobre si lo que desayuna Cirilo son balas y cañones, drones y pólvora, fusiles y carros de combate troceados sobre idénticos blinis. Cirilo quizás debiera cambiar su dieta matutina. Porque la actual no le está sentando bien, ni a él ni a sus fieles.

LA MESA DE PUTIN

Ningún movimiento de una guerra es casual. Por supuesto no los de carácter bélico, o los diplomáticos, tampoco los de los aparentemente simples formalismos. La fantástica mesa en la que Putin sentó a Macron en las negociaciones de principios de 2022 no ha dejado a nadie impasible. Fabricada, por cierto, en Valencia, conduce hasta el meollo de la cuestión y explica cómo se comporta la diplomacia rusa sentada a la mesa. Y qué significan ciertas formas de presentar y desenvolverse en ella.

Para comprender la estrategia de una nación hay que conocer su carácter, su idiosincrasia y hasta esos pequeños pero valiosos detalles que se perciben al sentar a alguien en una mesa. La antiquísima tradición moscovita, experta en banquetes, protocolos y diplomacias, de la que no se llegó a apear la antigua URSS, fue todo un ejemplo de complejidad de pensamiento. No en vano heredó el vasto legado del Imperio romano oriental tras la caída de Constantinopla en 1453. La complejidad de Bizancio fue su lupa para conocer la Antigüedad clásica.

Rusia, a caballo entre Oriente y Occidente, conoce bien ambos mundos y participa de ellos en sus formas, en su cultura y en su manera de pensar. No nos mostremos como ignorantes: Rusia no es ni mucho menos una recién llegada, es un país experto en manejar estos temas de diplomacia en la mesa. Y estas cuestiones de banquetes no son precisamente novedades en su haber. Vladimir el Grande tuvo un conato de revuelta entre sus guerreros allá por el 996 d. C., porque se quejaron de que tenían que comer en un banquete con cucharas de madera y no de plata. Ya hilaban fino. Y aún no en Rusia, como la conocemos hoy, sino en Kiev, la capital ucraniana.

Demos un salto en el tiempo, hasta la Moscú de los tiempos de Pedro el Grande, en el siglo XVIII, cuando se proyectaban las luces de la Ilustración y Rusia miraba a Europa. El zar quería europeizar la sociedad rusa, y para ello una de las primeras cosas que modificó fue la celebración de los banquetes. Empezaron a permitir la asistencia de mujeres a éstos y se mantenían unas casas abiertas a las que podían asistir todos sus conocidos, sin importar el rango social. Y aquello significaba algo: más allá de los platos, todo tenía un significado y un sentido.

La posterior URSS no fue menos, y el mismísimo Stalin celebró casi cincuenta enormes banquetes en el contexto social del terror y en medio de dificultades económicas indescriptibles. Eran, como habían sido los de los zares, banquetes suntuosos, celebrados en varias salas en las que probablemente se dividían según los asistentes y su cercanía al poder. Por una parte estaba Stalin con su equipo (*Stalinskaya komanda*) y por otra parte los invitados. Aunque claro, estos banquetes estaban salpicados de intrigas, y de las veintiuna personas que participaron de la hospitalidad de la mesa de Stalin, dos se suicidaron y ocho fueron ejecutadas. Una de esas casualidades propias de los regímenes comunistas.

Por otro lado, tenemos un componente fundamental en esa mesa de Putin. Es el espacio. El espacio en un país inmenso, donde el propio territorio interminable es medida de todo. Sorprende en Moscú la inmensidad de las avenidas, la monumentalidad de su arquitectura y los espaciosos salones de los edificios públicos. Y mediante ese espacio infinito en los interminables salones se impresionaba a los invitados europeos en el Palacio de Invierno en San Petersburgo a la hora de los banquetes: teatralidad, inmensidad, lujo apabullante.

Una mesa descomunal y vacía es una señal, un signo de poder, de distancia, de ese sentimiento ruso de inmensidad y alejamiento. No ha sido una circunstancia casual, y las justificaciones que se han alegado sólo pueden hacer brotar una sonrisa irónica. Los rusos no juegan al despiste: con sus movimientos proporcionan claves, ya sea en forma de mesa, de banquete o de cualquier otro modo diplomático de expresión. Sólo hace falta tener un diccionario y saber leer qué quieren decir. Esa mesa, que bien podría haber servido para un banquete de muchas personas, estaba vacía. En ella no había ni siquiera ese sencillo vaso de agua que se sirve por cortesía en cualquier cultura a un visitante. Sólo un diminuto centro con un ramillete de flores que parecía descabalgado en ese escenario sobredimensionado. Los rusos juegan al ajedrez, y bien lo han demostrado con esa sensacional puesta en escena. Pero no siempre ganan.

GEOPOLÍTICA Y ALIMENTOS

La geoestrategia de los alimentos que finalmente dan forma a un sencillo menú en su casa se está jugando en una peliaguda partida de ajedrez internacional. Tras casi dos años de guerra en Europa, los suministros de alimentos que provienen de Ucrania se siguen viendo afectados. Una cuestión complicada, ya que este país es uno de los mayores exportadores mundiales de maíz, de trigo, cebada y aceite de girasol. Además de fertilizantes agrícolas, imprescindibles en la primera fase de producción de alimentos, de manera que su presencia y repercusión en los mercados internaciones es sustancial. El tablero internacional de la producción y logística de los cereales está bullendo en una partida compleja.

Debido a los severos contratiempos causados en todo el mundo por la escasez de alimentos, el 22 de julio de 2022, Ucrania y Rusia, exhortados por las Naciones Unidas, acordaron la creación de un corredor para su exportación en el mar Negro. Para lo cual se dispuso de los puertos de Odesa, Yuzhny/Pivdenny y Chornomorsk, estableciendo a partir de ellos una ruta de navegación encaminada al Bósforo. Y así pudieron seguir exportando a todo el mundo fertilizantes y grano, lo que moderó el creciente precio de los alimentos. Gracias a la *Iniciativa para la Exportación de Cereales por el mar Negro,* la seguridad alimentaria mundial se ha visto aliviada, aunque, según datos de la ONU, las exportaciones de estas mercancías han decrecido un 30 por ciento. Una cifra que no sorprende: es evidente que las exportaciones de Ucrania están disminuyendo. Ese corredor marítimo humanitario ha permitido que no se produjera una mayor carencia de alimentos a nivel internacional. En septiembre de 2022, el 47 por ciento de ese grano se destinó a países desarrollados, correspondiéndole a España el 16 por ciento de esa cantidad, de nuevo según datos de la ONU.

La presencia de estos corredores es sustancial para garantizar que la población mundial acceda a los alimentos básicos. Moscú lleva meses presionando para romper el acuerdo, y dos de las grandes compañías que gestionaban la exportación de grano, Cargill y Viterra, anunciaron en abril que dejarían de exportar trigo desde Ucrania, aunque continúa haciéndolo Kernel. De manera que esta coyuntura podría ser aprovechada por Rusia para exportar su propio grano, ya que del cereal depende la estabilidad alimentaria de un gran número de países. Sin duda, este cambio en el origen de la exportación acrecentaría su poder, haciéndola dueña de una buena tajada de los recursos alimentarios mundiales. A pocos días de que finalice el acuerdo para la salida de grano a través del mar Negro, Rusia amaga con no renovar el acuerdo, y sí, España se vería muy afectada porque somos los segundos compradores del grano que transita precisamente por el mar Negro. Desde agosto de 2022, se habían importado unos 6 millones de toneladas; y solamente China recibió más cantidad de grano que

España, con 7,7 millones de toneladas. Así que, si se cierra el corredor y no hay otras vías de llegada, es muy probable que vuelvan a subir los precios.

Por otro lado, la producción ucraniana, como es lógico imaginar en plena guerra, ha decaído sensiblemente y, para complicar aún más la cuestión, en el mes de mayo de 2022 se denunció el robo de miles de toneladas de grano por parte de Rusia. Son las consecuencias de la guerra, que impide que muchas cosas se desarrollen correctamente, en nuestro caso la agricultura, la logística y la distribución. El siguiente problema es que es necesario vaciar los graneros para poder almacenar la siguiente cosecha y no crear un problema más, de difícil solución, en el propio origen.

Mientras, Ucrania mantiene la esperanza de vender el cereal a través de su frontera con la Unión Europea por la delicada situación que se produce en los puertos del mar Negro. Lo que ha provocado que los países fronterizos, Polonia, Eslovaquia, Hungría, Bulgaria y Rumanía, bloquearan las importaciones hacia el resto de la Unión Europea, debido a que sus economías se vieron perjudicadas por la llegada masiva de productos ucranianos. Era inevitable que la llegada de éstos golpeara severamente la producción local, debido a que sus precios eran superiores a los ucranianos. Inmensas colas de camiones en las fronteras fueron el resultado directo de esta decisión. Desde Ucrania, Oleg Nivievskyi, vicepresidente de la Escuela de Economía de Kiev, ya había anunciado que la prohibición de la exportación de grano a estos países sería prorrogada. Un terrible golpe para Ucrania, cuya agricultura es la base económica del país.

Es el otro lado de la cuestión. Los países limítrofes a Ucrania temen por la agricultura local, y han pedido a la Unión Europea que se vete la importación de productos ucranianos en el territorio de la Unión hasta finales de año. En junio, el gobierno de Hungría, que había prohibido la importación de cereales de Ucrania, hizo una excepción con algunos productos: trigo, maíz, canola y girasol, que sí se importarán, aunque con una fecha límite del 16 de septiembre para este paréntesis, siempre con destino a la exportación dentro de la Unión Europea.

La guerra es en sí misma un gigantesco problema, que en este caso se ve agravado por los bloqueos de grano a través de unos canales mientras otros se pretenden abrir en diferente sentido, como es el caso de la creación de una ruta comercial que conectaría a Rusia con China, generándose entre todos los factores citados una situación compleja cuyo final desconocemos. La geoestrategia de los alimentos que finalmente dan forma a un sencillo menú en su casa se está jugando en una peliaguda partida de ajedrez internacional.

ABASTECIMIENTO Y TÁCTICA

Esa geoestrategia afecta en especial al trigo, alrededor del cual se han producido diferentes complicaciones. Las dificultades de una guerra en el siglo XXI no solamente afectan a los implicados: el resto del mundo padece sus consecuencias en diferentes aspectos. En este caso en particular en lo que hace referencia a la agricultura (fertilizantes), alimentación (escasez de materia prima) y gas. Se suceden constantemente problemas que, uno sobre otro, terminan creando un estado de la cuestión de difícil resolución. Aunque la especialización productiva ha sido en en los últimos años un signo de desarrollo, será necesario poner límites a los monocultivos absolutos. Es hora de empezar a dar un salto a una reforma que nos lleve a contemplar la variedad de semillas y producción como un recurso sustancial, en especial en tiempos turbulentos, como los que evidentemente se avecinan. Con lo que, al menos parcialmente, se evitarían conflictos de abastecimiento como el vivido en esta fase de la guerra ruso-ucraniana.

El caso es que han desaparecido toneladas de trigo y también semillas, de origen ucraniano, lo que se ha convertido en un auténtico caso de espionaje, suspense, emoción y robo... Una cuestión de interés internacional, porque en realidad no se han esfumado (nada desaparece), sino que su destino es otro y de otra manera. El equipo de Reality Check realizó para la BBC un trabajo sustancial en una labor de auténtico periodismo de investigación analizando este problema; que es grave y que ha afectado a la alimentación internacional. La alimentación de grandes masas de población es una cuestión geoestratégica, de auténtica política internacional. La geopolítica mundial requiere de forma imperativa un correcto y suficiente suministro agroalimentario. En muchos aspectos seguimos siendo tan frágiles como los pueblos de la Antigüedad, sencillamente por que somos seres humanos y nos es imprescindible comer cada día. Pueden faltarnos muchas cosas, pero no el pan cotidiano, de ahí ese interés. Con toda seguridad, estos terribles incidentes formarán parte de la historia de la alimentación de los próximos años.

La cuestión es que, al ir ocupando las ricas tierras productoras de cereal y girasol, los rusos fueron apropiándose directamente de las cosechas en primera instancia. Pronto se dieron cuenta de que los campesinos empezaban a sabotearlas, y cambiaron las tácticas, empezando a pagar a precios irrisorios, eso sí, pero al menos les evitaban la ruina total. Una táctica que puede violar las reglas de la Convención de Ginebra, la cual garantiza la seguridad de las potencias ocupadas. Quizás intervengan, pero cuando hagan algo ya será tarde. Moscú ha negado los hechos, como parece normal, pero desde finales de junio de 2023 está enviando cereales desde la Ucrania ocupada por tierra y mar. La investigación es exhaustiva e incluye cámaras de vigilancia, entrevistas a campesinos, imágenes de satélite, camiones robados con GPS y todo tipo de pruebas. El grano se ha transportado en estos camiones, que tenían GPS, hacia Crimea. Y desde ahí a Rusia, desplazamiento que resulta muy sencillo porque solamente tienen que atravesar el estrecho de Kerch a través de la isla Tuzla por el puente de Crimea, por carretera.

También en Kerch tienen otra opción, que es cargar el grano en barcos rusos, mezclándolo incluso con grano de origen ruso, y allí es donde se certifica que el total de la mercancía es rusa. Una maniobra maquiavélica.

En el primer caso (el transporte por carretera), ni siquiera hay que trasvasar el grano en los barcos, porque en este caso, cereal y camiones robados van directos a Rusia en una maniobra sencilla. Pero hay más opciones. Por ejemplo, en la ciudad de Oktiabrski, en Crimea, también se conducen camiones de trigo hasta las vías del tren, donde se trasladan a vagones de mercancías hacia su destino, sea éste cual sea.

Es fácil traspasar todo el grano hacia Crimea en primera instancia, ya que está cerca de las zonas de producción y es territorio controlado por Rusia desde 2014. Y desde allí se puede llevar con cierta comodidad hacia otros destinos por tierra y mar. Fíjense las tremendas cantidades de cereales y semillas robadas que habrá, que entre otras cantidades, se han localizado caravanas de hasta 350 camiones en el cruce de Chongar, al noreste de la península de Crimea, todavía en Ucrania, pero junto a la frontera con Rusia.

Una vez pasada la frontera, sigue el transporte de la mercancía hasta la ciudad de Dzhankói, donde los camiones llegan hasta las líneas ferroviarias que transportan hacia otros destinos en grandes vagones de carga. Los trenes de Dzhankói tienen como destino los puertos de Sebastopol y Kerch (de nuevo Kerch, un lugar estratégico). Y desde allí, el grano se puede llevar de nuevo a Rusia o incluso hacia otros países. Esos países, hasta ahora, son Siria y Turquía, y recordemos que los propios rusos certifican que el grano procede de su país, en una maniobra maquiavélica. En realidad, si el grano fuera ruso, carecería de sentido que partiera del puerto de Sebastopol, ya que en Crimea no se produce esta enorme cantidad para la exportación.

Aumenta la sensación de inquietud al comprobar que esos barcos practican lo que se conoce como «navegación engañosa», al apagar el AIS (emisor de posición, rumbo y velocidad) cuando se mueven cerca de la zona. Y cuando los vuelven a encender, estas naves se encaminan hacia el sur y presentan una línea de flotación más corta, lo que significa que están cargadas con más peso. Cargadas con el trigo, maíz y girasol robados a Ucrania.

La cuestión es que esta práctica de apagar los rastreadores quebranta la legislación internacional, en concreto la Ley de Seguridad de la Vida en el Mar (Convenio SOLAS), por la que los localizadores de los barcos comerciales deben estar siempre encendidos. Esto no afecta en todo momento a los buques de guerra, que sólo tienen obligación de llevarlo en determinados sitios, como canales y puertos.

Así que más que el oro, más que la tecnología, más que nada que puedan ustedes imaginar, el cereal y las semillas siguen siendo tan sustanciales en nuestras vidas que están dando origen a una auténtica operación logística de una descomunal envergadura. A un robo internacional de colosales dimensiones. En este caso de alimentos, cuyo destino es incierto. Lo único indiscutible en esta cuestión es que Ucrania ya no es dueña de ellos, y que los canales de comercialización tradicionales se han quebrado.

Europa tendrá que incidir con rapidez y eficacia en el autoabastecimiento, en una mejor logística y en buscar soluciones. Y tendrá que hacerlo ayer. Porque necesitamos el cereal, en guerra o sin ella.

Y no es solamente el cereal, a pesar de que sea la base alimentaria (y esto cada vez menos). La guerra que en varios frentes amenaza la estabilidad mundial es una posibilidad terrible que cambiaría nuestra sociedad y el mundo que vivimos, y eso para siempre. Las bravuconadas de los dirigentes, los conatos bélicos, los avances y retrocesos, las amenazas veladas o directas se están convirtiendo en un asunto peligrosísimo, porque nos acercan a una situación que nadie desea. Por otra parte, la misma sociedad no afronta esta realidad, buscando distracciones y diversión, porque los hechos asustan y preocupan, en una evidente estrategia de avestruz, de huir de problemas con respecto a los que no pueden hacer nada, cuando deberíamos estar exigiendo soluciones. En esta delicada situación, son los dirigentes quienes deben ocuparse de prever con suficiente antelación lo necesario para sostener la alimentación para su población, de ahí la importancia de considerar la estrategia de producción, provisión y distribución alimentaria como una parte sustancial de la geopolítica. Aunque también es necesario que la sociedad adquiera conciencia de la situación en que nos encontramos, porque es el momento de exigir responsabilidades y capacidades adecuadas a los tiempos. Y no banalidades.

Se añade la gran dificultad de adolecer de liderazgo capacitado a la altura de las circunstancias, cuya gran preocupación es su propia subsistencia como élite de control, sin la capacidad de solucionar correctamente las cuestiones que están sobre el tablero. No son inspiradores, no son lideres, y de momento tampoco parecen estrategas hábiles, para desgracia de todos.

En los próximos años veremos muchos cambios. La guerra virtual ya ha cambiado en gran medida las estrategias bélicas, y así los ciberataques a instituciones y grupos de población llevan en marcha años. Lo más preocupante sin embargo, son las amenazas nucleares, las capacidades bélicas y de armamento muy desarrollado y la multipolaridad, con puntos de tensión en zonas estratégicas. Esperemos lo mejor, preparémonos para lo peor, es tiempo de audacia y prudencia a la vez.

EL VALOR DE LA CULTURA EUROPEA

Nuestro devenir, nuestro futuro, tanto como el presente, están en gran parte determinados por el pasado. Por lo que fuimos y por cómo se desarrollaron nuestras posibilidades, por el avance y el proceso de nuestra historia. Y sí, en lo personal y en lo social. En la cultura y en la civilidad. Los países del entorno mediterráneo somos parte del legado que Roma dejó a la historia, y su desarrollo en el mundo medieval terminó provocando la génesis de nuestra Europa. Sin olvidar lo complejo de nuestros avatares y que otros pueblos también han influido en ella, ninguno de ellos tuvo la capacidad de organización de Roma, su perspectiva, su huella material. Y sin la aculturación y enorme progreso que vivió el Mediterráneo durante su larga prevalencia, no podríamos entender nuestra historia.

El mundo romano persiste en cierta forma, se mantiene entre nosotros porque somos hijos de sus pensamientos, de sus conocimientos, de sus exploraciones y de sus hechos. El historiador se encuentra en continua lucha para conseguir llevar el pasado a la vida, para conocer más y mejor ya que, con frecuencia, lo que conocemos de la historia suele ser insuficiente: faltan escenas, faltan datos, escasean los detalles en innumerables ocasiones.

Así que la historia ha tratado de solventar el problema requiriendo el auxilio de otras ciencias para documentar los huecos, lo que ha sido una gran ayuda. Por ejemplo, las dinastías de faraones se van completando gracias a los estudios de ADN, y muchas de sus momias al fin descansan bajo su auténtico nombre. La mejora en las técnicas arqueológicas y la combinación de éstas con procesos de carácter químico y físico dejarían asombrado al mismísimo Indiana Jones, si me permiten la ironía. Y cada vez, con estos métodos, el conocimiento histórico se hace más fuerte, más amplio, más rico. Pero más allá del esfuerzo del historiador por bucear en el pasado y traerlo al presente y más allá de las dificultades de la ciencia, lo que es imperdonable es desconocer la propia historia. ¡Aunque sea a grandes rasgos! Saber algo de nosotros que nos vincula con el pasado, con lo que fuimos, algo que nos proyecte hacia un mejor conocimiento de nosotros mismos. Nuestras más hondas raíces.

Europa es esa construcción de la historia y las culturas mediterráneas en primera instancia, con una importante construcción cristiana posterior, y los pueblos del norte (siempre en referencia a Roma, en una interesante perspectiva), dando forma a un conjunto que es más que un territorio. En primera instancia siempre está la leyenda, y Europa fue la princesa fenicia del mito, raptada por un amoroso Zeus transformado en toro blanco, simbólico color para un astado, que la tomó sobre su lomo y la condujo a Creta, de donde fue la primera reina.

Mito y fascinación, tierra abierta, espacio imaginario y sagrado, los orígenes de Europa yacen, como todo lo importante, en la mitología. Desde donde se compone y crece, se transforma y se hace nuestra en el siglo XXI. Habiéndonos construido a nosotros, y los europeos en ella, conocer su historia, respetarnos en ella y valorar el aporte que ha hecho a la historia del mundo es imprescindible. Es necesario comprender cada territorio en el complejo de una Europa múltiple en todos los aspectos.

Desde luego, en España tenemos una impresionante y larga historia: podemos hablar de poblaciones neolíticas y después de íberos, tartesios, celtas, túrdulos y turdetanos, oretanos, bastetanos, cántabros, astures y una lista de lo más interesante y extensa. Pueblos, todos ellos, que han ido dejando su impronta en multitud de aspectos de la vida cultural, en el pensamiento, en el patrimonio material e inmaterial. Pero tras ellos llegaron los romanos, y entonces fue todo diferente, radicalmente distinto. Roma dejó un legado portentoso, organizando un imperio que terminó haciendo nacer a Europa, y así ha llegado hasta nosotros, en una continua construcción no siempre pacífica y no siempre fácil. Por su importancia conocemos este proceso como romanización, y podemos decir sin atisbo de duda que Roma civilizó al mundo de su tiempo.

A esos romanos que pintaron los rasgos primarios de nuestra Europa, ninguna ciencia les fue ajena, ninguna actividad permaneció sin conocer el efecto de su laboriosidad: desde la medicina a la arquitectura, desde la filosofía al arte, desde la gastronomía al derecho, desde la economía al calendario, a la religión, al sistema numérico y a la lengua. Todo lo humano les importaba, todo les atañía. La romanización que afectó a las provincias hispanas forma parte de nuestra realidad actual, en nuestro patrimonio material, visible y bellísimo: el acueducto de Segovia, el teatro de Mérida, el puente romano de Córdoba y el de Alcántara, el foro de Tarraco, la torre de Hércules, Itálica... Y de nuestro patrimonio inmaterial: nuestra lengua, nuestras costumbres, leyes, nuestra administración y un larguísimo etcétera.

Roma es nuestra raíz civilizadora más profunda, la más hondamente cimentada en nosotros. Somos en gran parte lo que ellos hicieron de su presente para su futuro, que es a su vez nuestro presente. Es simple y real. Y nos reconocemos en esas raíces que nos han regalado una lengua, una legislación, una agricultura, y con ella una gastronomía. También nos dejaron un sistema de vida, una forma de entender los principios y los valores del hombre. Esas raíces mediante las que aún seguimos tratando de ser humanos gracias al conocimiento que aportan las humanidades y a las que Roma aportó orden en aquel complejo mosaico cultural hispano. Una civilización que dejó elementos que permanecen: desde una efectiva red de vías de comunicación hasta una gastronomía singular en forma de flanes, gachas, torrijas, cocidos y guisos de legumbres, hamburguesas (sí, hamburguesas), estofados de verduras, panes, cervezas y vinos y un sinfín de platos que sería muy prolijo describir en su totalidad.

Esas raíces se diluyen y no despacio. Las hemos alejado de la auténtica cultura a causa de una forma de vida superficial que nos invade y cuyo primer objetivo en la vida es el afán de divertir y proporcionar placer. Distracción anodina y provocación de los sentidos. Los motivos de esa pérdida sustancial son multifactoriales: en parte ese olvido es provocado, en otras resulta fruto de la pereza intelectual o de la ignorancia. Pero sí es cierto que esas raíces nos hacen como somos hoy: es imprescindible recordar nuestro pasado romano, civilizador y culto que hizo de nosotros gran parte de lo que seguimos siendo. Una historia apasionante, viva y que encontramos a cada paso. ¿Podríamos pedir más? Son las raíces comunes del entorno mediterráneo, la historia que podemos observar y disfrutar en cada esquina abriendo simplemente los ojos. Romanización, cultura, civilización: aspectos de esta Europa que necesita volver a reflexionar sobre ella misma.

CULTURA Y ALIMENTACIÓN, UNA ALIANZA INMORTAL

En ese entorno del mundo clásico, Homero cantó las excelencias de una alimentación sencilla, frugal y de corte mediterráneo, al hilo de las magníficas aventuras de Odiseo que, embarcado en las «cóncavas naves» a través de su periplo por las costas de este mar, encarnaba al protagonista del famoso poema épico que lleva su nombre, la *Odisea*. «Cuéntame, musa, la historia del hombre de muchos senderos...». Vino y aceite, pan, carnes y verduras daban forma a diferentes colaciones con las que a lo largo de sus correrías se impulsaron sus héroes. Mediterraneidad en su concepto de vida, mediterraneidad en sus comidas, que se repiten de forma regular a lo largo de la obra del divino aedo.

No hubo escasez en los banquetes homéricos, y sí una gran personalidad, y como en otros casos, vemos cómo la historia de la alimentación proporciona luz sobre el proceso civilizador humano. Hacemos preguntas fundamentales a la historia y reflexionamos sobre ella, tratando de conocer una parte del pasado, de analizarlo y de proporcionar algo de luz sobre nosotros mismos, y parte de las respuestas provienen de la alimentación. Conocer el detalle nos proporcionará la posibilidad de intuir algunas leyes, de aplicar el conocimiento adquirido a nuestro tiempo o incluso a otra época, y extraer las conclusiones necesarias para que el presente y aun el futuro sean mejores.

Superada la necesidad primaria de proporcionar vitalidad, e incluso en ese caso, la alimentación es siempre y en cada época, cultura. Es cultura desde el momento en que la alimentación no es un acto espontáneo y despreocupado, sino fruto de la observación, el pensamiento y la producción, desde el momento en que las necesidades de la cocina y la técnica hicieron su aparición, y aprendimos a cultivar y criar, a conservar y a preparar alimentos. La comida es cultura en sus fases de elaboración y de cocinado, y es sobre todo cultura cuando se elige, ya que las posibilidades de elección y selección definen la identidad humana (de ahí nacerán las posteriores cocinas locales). En primera instancia —y tras una larga etapa de la evolución humana en la que predominaron la recolección, la caza y la pesca—, el conocimiento sobre el fuego creó la cultura del cocinado que, muy rústicamente en sus inicios, comenzó la transformación de los alimentos, y el lento pero inexorable proceso civilizador.

En realidad, cuando el ser humano consigue liberarse de la temporalidad de los productos ofrecidos por la naturaleza y modifica su ciclo para forzarla a producir frutos mejores, más regulares y abundantes y de mayor tamaño, se origina el cambio. Es decir: cuando se recorre el camino que transcurre entre el nómada recolector y cazador hasta el sedentario ganadero y agricultor, el camino entre los hijos de Caín y los de Abel. Es entonces cuando la historia de la alimentación se acelera y conoce un verdadero progreso. La historia de la agricultura y, en particular, de la agricultura de los cereales, fortalece poderosamente este empuje y se solapa en la historia con una serie de avances en muchos otros campos, que resultaron trascendentales para la génesis de las diferentes civilizaciones. Porque... ¿qué es un pueblo sin alimentos? Y desde entonces, alimentarse para el hombre, además de presentarse como una necesidad imperiosa, ha sido la expresión de su cultura, del conocimiento adquirido, de su poder sobre la naturaleza. Es por este motivo que la alimentación tiene tanto que contarnos.

Esta etapa más avanzada en la historia se encuentra definida por el cereal, que es el alimento de la civilización, de cada una de las grandes civilizaciones. Y así, trigo, maíz y arroz cumplen respectivamente un papel clave en cada una de ellas. Los cereales son el comienzo de la relación del hombre con la cultura agrícola, su vinculación con la civilización y su forma de rebelión frente al mundo recolector, ocasional, difícil y circunstancial. Pero además de las bondades de sus respectivas capacidades nutritivas, el sabor de los cereales admite cualquier combinación, son saciantes, fáciles de cultivar, de conservar y de cocinar. Por todas esas elecciones, la comida, además de representar un modelo de civilización, también simboliza una filosofía, una religión, una forma de entender el mundo. Sí, a través de la mesa.

Cultura fue, en la prehistoria, el nacimiento y desarrollo de la agricultura, la escisión definitiva entre la naturaleza y el mundo civilizado, entre el *ager* y el *saltus.* El hombre poseyó la tierra y sus productos gracias a esta invención, elevándose sobre el recolector y el cazador: de esta ruptura nacieron los mitos y las edades doradas de todas las culturas, el concepto de *Tellus frugifera,* de Pachamama o de la Madre Tierra.

El conocimiento de los aspectos vinculados a la salud, el de la historia de la agricultura, el de la tecnología, el de la creación de armonías, incluso la socialización, han sido algunas de las cuestiones que el ser humano ha sido capaz de construir a partir de los alimentos y, mediante ellas, crear esa cultura que nos identifica de manera particular en cada caso. Por eso, la alimentación nos lleva a reflexionar sobre cómo el hombre se vincula socialmente, crea novedades, satisface sus necesidades e incluso se cuestiona a sí mismo observando el mundo que le rodea y le alimenta.

Hipócrates enlazó la alimentación con la medicina y la salud; Apicio con el placer de vivir, y Homero describió los inicios de la cocina mediterránea, de la que posteriormente Lévi-Strauss extraería sus teorías sobre primitivismo y civilización, vinculándolos con técnicas alimentarias de asado y cocido respectivamente. Nada más culto, nada más civilizado que el alimento cultivado, que la comida pensada y puesta sobre la mesa; nada más culto que la alimentación europea, hija de su historia.

EL VALOR DE LO AUTÓCTONO

Una historia que retrotrae cada vez más hacia atrás el conocimiento de algunos alimentos propios de la dieta mediterránea, y que caracterizan ese nacimiento europeo. Como es el caso del vino, sobre el que se ha realizado un importante descubrimiento en el entorno del fabuloso dolmen de Menga, en Málaga. La publicación de la intervención realizada en la campaña 2005-2006 aporta, entre otros, este formidable resultado, ya que, según su editor, tres mil años antes de los fenicios, en España ya se producía vino en sus variedades blanco y tinto.

Se trata de un descubrimiento muy importante: es la evidencia de que ya en esta época se habían desarrollado técnicas capaces de dominar la viticultura tanto como la vinicultura. Y confirma que este descubrimiento se realizó de forma independiente al que se realizó en Oriente. De forma que no fueron los fenicios los portadores del nuevo producto, de la tecnología para su desarrollo, ayudada por los conocimientos agrícolas necesarios para poner estos procesos en correcto funcionamiento y convertirlos en bebidas agradables. Sino que los propios españoles de entonces fueron capaces de contrastar, experimentar, observar e inventar los vinos.

Esto hace reflexionar sobre lo alegremente que se han atribuido todos los buenos descubrimientos a lo largo de nuestra historia a pueblos extranjeros. En este caso, a los fenicios. A quienes también se les atribuyó en su momento el aprendizaje local sobre las técnicas de olivicultura y elaboración del aceite de oliva. Siempre se dijo que hasta que los fenicios no llegaron a nuestras costas con todo el conocimiento oriental, no había habido en España ni vino ni aceite de oliva.

Algo que resultaba extraño, porque ya sabíamos que en Tartesos se consumía vino, aunque se presumía que éste era de importación. Además, había olivos con buen rendimiento en todo el territorio español, y se extraía aceite de ellos. Posiblemente, gracias a los contactos con los pueblos orientales, todo este desarrollo se mejoró, se amplificó y se obtuvieron mayores rentabilidades en la producción tanto de vino como de aceite de oliva. Se desconoce por qué extraña razón siempre hemos creído que otros —foráneos— hacían mejor las cosas que nosotros, y no una, sino todas. Se hace necesario apostar por el talento local que, como la investigación nos demuestra, ha sido capaz de estructurar una producción agrícola, ganadera y pesquera milenaria. Y de hacerla productiva, rentable y capaz de exportar excedentes de altísima calidad. Que a su vez ha generado una gastronomía envidiable, digna de ser una de las causas finales de un extraordinario éxito turístico español.

Podemos creérnoslo, por fin. Los constructores de megalitos (al menos los de Menga), hace la friolera de más de cinco mil años, sabían cultivar uva, transformarla, envasarla y conseguir un bebedizo fermentado en dos variedades. Conocieron, por tanto, las variedades de uva y la importancia del hollejo. Y después bebieron, celebraron e inventaron los banquetes, que se terminarían haciendo más importantes, más complejos y más gastronómicos gracias a la presencia del vino local, entre otras golosinas.

Sin menospreciar lo necesario y valioso del contacto con otros pueblos, podemos estar orgullosos del talento local, de su disposición para desarrollar técnicas, de su capacidad de aprender y trabajar para tener una vida mejor. Y sí, ya podemos decir que lo autóctono tiene un gran valor. Cuando una civilización es capaz de fabricar vino y de disfrutar bebiéndolo es verdaderamente culta, y la nuestra, la que conforma nuestro ADN no sólo genético sino también cultural, lo es.

ANTEPASADOS ROSTROS TARTESIOS

La historia antigua de Europa no siempre arribó desde Oriente, sino que encuentra raíces propias, por ejemplo en Tartesos, la primera civilización de Occidente, que palpita en nuestros orígenes y en estas tierras. Luz de Occidente... Es posible que no terminemos de valorar la antigüedad de nuestros umbrales, la inteligencia de esos pueblos que dieron forma a la primera alianza civilizadora europea, y que posteriormente formaron parte de las bases de la sociedad ibero-romana. Todavía quedan innumerables pistas por descubrir, mucha herencia que rescatar, pero habrá más hallazgos y algún día conoceremos mucho mejor su historia.

Recientemente, el Instituto de Arqueología de Mérida ha realizado un importante descubrimiento en el yacimiento de Casas del Turuñuelo, en Badajoz. Se trata de cinco relieves antropomorfos del siglo V a. C. Los rostros tartesios, de sonrisa orientalizante y grandes aretes en las orejas, son las primeras imágenes que tenemos de este pueblo, aunque quién sabe si eran sus líderes, sus héroes o incluso sus dioses. Ponerles por fin rostro los incardina en esa historia que les espera; observamos con detenimiento para comprobar cómo los escultores dejaron constancia de la labor de los orfebres, que fabricaban esas arracadas similares a las piezas del tesoro de Aliseda y que están representados en las esculturas. Todos son pequeños detalles que nos proporcionan una visión más completa de esta cultura que se engalanaba primorosamente.

Estos recién descubiertos rostros humanos tallados en piedra tienen un significado: son la llamada de atención sobre cómo fueron los tartesios. No es un paso baladí: la historia se expresa y se muestra a través de objetos, textos y hallazgos que la arqueología se esfuerza por obtener. Dibujar con rasgos propios a un pueblo es un paso importante que nos ayudará a completar el conocimiento sobre ellos. Porque ya conocemos bastantes cuestiones sobre su estilo de vida, aspectos como el tipo de producción, el uso de los recursos naturales y algunos rasgos sobre la historia de su alimentación. De ellos tenemos innumerables restos, como edificios, poblaciones, santuarios y objetos vinculados a la comida, de la que hablan hasta sus leyendas, vinculadas a un pasado agrícola y ganadero. Comprobar la grandeza de Cancho Roano y pasear entre sus paredes, ya fuera santuario o palacio; admirar el Bronce Carriazo en el que la Astarté fenicia agita los brazos, poderosa, o pasear por Tejada la Vieja, en Huelva, son experiencias que se quedan cortas al no poder imaginar cómo eran sus gentes.

La historia de Tartesos es un enigma en el que van encajando algunas piezas. Conocemos algunos datos sobre sus alimentos y la forma de entender su papel en la sociedad. Y disponemos de un buen número de pistas como lugares de almacenaje, de grandes recipientes para conservar vino y aceite de oliva, e incluso utensilios para cocinar o para comer. Y estas comidas nos conducen de nuevo hacia esos rostros recién descubiertos que nos hablan de quiénes las consumieron, o cultivaron, quiénes criaron ganado y cocinaron. Son la expresión de una sociedad. Ver sus rostros por primera vez es un hito histórico que pone una pieza esencial en nuestra propia historia.

Nos queda la sensación de que algo ha cambiado en nuestro conocimiento de Tartesos. Y no ha sido casual: hay un enorme esfuerzo detrás de este descubrimiento, y desde el CSIC, Sebastián Celestino Pérez y Esther Rodríguez han dirigido exitosamente su excavación. La sociedad tartesia necesitaba rostros y nosotros necesitamos descifrar sus textos, disponer comida en sus platos, colmar sus copas de vino, pintar las leyendas en la historia, traspapelar a los míticos Gárgoris y Habidis, incluso al rey Argantonio, hasta los libros de historia, cohesionar el pasado. Ir más allá de la leyenda y proporcionarles esa pincelada vital, de color, que es la que nos provoca la reflexión sobre las preguntas vitales de la historia. ¿Quiénes eran? ¿Por qué eran así? ¿Cómo se desarrolló su cultura? Cuestiones que nos llevan a reflexionar sobre nuestro propio presente, mirando siempre al futuro. Porque el pasado nos muestra un camino: es la experiencia de la sociedad, necesaria y útil para iluminar el hoy. Ellos somos nosotros dos mil quinientos años después, en la misma tierra, con problemas que en el fondo son similares: la sequía, los gobernantes, las jóvenes generaciones, los alimentos. El ciclo de la vida que se hace eterno y que de vez en cuando nos proporciona la alegría de ver rostros detrás de la historia. Aunque sean de piedra.

OTROS BÁRBAROS EN LAS MISMAS PUERTAS

Esa historia que terminó generando el nacimiento de Europa, desde el mundo clásico al medieval, nos conduce hacia un presente en plena crisis. Las noticias de los últimos años galopan en tromba, haciendo retumbar en el ambiente una muy seria preocupación por los alimentos. Nada es banal, nada es casual; cada uno debe reflexionar sobre esta perspectiva, pero vamos a lo que nos inquieta: los productos del día a día, que en definitiva ha sido la mayor preocupación de la humanidad desde que ésta existe.

Una de estas importantes cuestiones es el ataque al mundo rural que mina la base de la alimentación. El campo está sufriendo una auténtica agresión desde varios frentes, incluso desde las instituciones, lo que dificulta el trabajo habitual de granjas, agricultores, ganaderos y hasta cazadores, muchos de ellos abocados de forma inminente al cierre o a la ruina. Y, por tanto, encaminándonos a dejar un mercado desabastecido y con un conflicto que no hará más que aumentar si continuamos con esta alocada estrategia. La industria de los lácteos y de la carne de vaca, la de las aves y con ellas los huevos, se hunden.

Resulta incomprensible el ataque a la alimentación tradicional, porque entra en el terreno de lo absurdo demoler algo que funciona bien y en lo que somos modelo en todo el mundo. En España somos capaces de elaborar unos menús deliciosos y saludables hasta con pocos medios, y ése es precisamente el valor de la alimentación tradicional. Y tratar de demolerlo es el valor de la majadería. Desde luego no ayudan los tambores de guerra en tierras ucranianas e israelíes, ni una situación internacional dotada de una tirantez insoportable. A pesar de todo, ni siquiera esta cuestión es la más profunda; es evidente que tras todo esto se está gestando un indiscutible ataque a los símbolos.

La cuestión es que los alimentos son, mucho más allá de platos o de menús, incluso de gastronomía, auténticos modelos capaces de representarnos. Símbolos, sí, unas alegorías con las que expresamos quiénes somos, qué pensamos y de dónde venimos, esa cultura milenaria expresada a través de platos que a todos nos son familiares. Hay que preservar ese extraordinario recetario que es de todos y no es de nadie, al que cada generación y cada persona aporta, modifica y mejora un ápice.

El valor de las imágenes es algo bien conocido en la historia. Las imágenes (y los platos tradicionales lo son) han sido objeto en distintos momentos de la historia de la furia iconoclasta. Bajo la justificación de prohibir la adoración de los ídolos, se derribaba a esas imágenes que representaban ideas, formas de vida. Desde la época del emperador León III, en tiempos de Bizancio, en el 730 d. C., cuando se dictó un edicto en contra de los iconos, en adelante, se han visto muchas actuaciones parecidas. El mundo musulmán igualmente mantuvo la prohibición de la representación de figuras humanas, e incluso en el ámbito protestante, la veneración de las imágenes se considera idolatría. Sirva como modelo el tema de las imágenes pero, en cualquier caso, es evidente que los símbolos nos importan y que tienen un valor en nuestra cultura. Pero también importaron en otros tiempos y en otras culturas, con diferentes significados.

Los últimos años han sido pródigos en el menosprecio hacia personajes de la cultura española, desde conquistadores a reyes. Primero se destrozaron y derribaron estatuas, imágenes de personas que habían representado altos y admirados valores históricos, que habían formado parte de nuestra cultura a lo largo de los siglos. Ahora toca corromper la alimentación. Y con ello, hacer que el cocido, el queso manchego, la paella o el chuletón de Ávila se releguen al olvido mientras proliferan las granjas de insectos, las carnes de laboratorio o el polvo de cucaracha, que Dios sabe cuántos problemas nos acarrearán, el coste que tendrán en lo económico y lo que supondrán tanto en lo referente a la salud como para nuestra alimentación tradicional. Es una estrategia que empieza pareciendo anodina y que termina siendo peligrosa. Pero que en cualquier caso es deliberada y con un firme criterio de intención.

Productos que significan tanto para nuestra dieta como los cereales, el aceite de oliva o el pollo están sufriendo una inflación desbocada. A la vez que se desploma el gasto, como corresponde a esta elevada subida de los precios. Si sumamos las dificultades económicas a los obstáculos que deliberadamente se están articulando, convendrán conmigo en que se está gestando una crisis monumental. Y no solamente económica. Una crisis que ya es. Un desequilibrio de valores, en el que hasta ese átomo al que aún no habían atacado, que es la alimentación tradicional, está sufriendo una auténtica embestida.

Los ciclos históricos presentan estas recurrencias, sufren en sus finales una serie de catarsis que amenazan su identidad, la que les ha dado forma. No es la primera vez que ocurre y tampoco será la última, y por este motivo no hay que descuidar los símbolos, porque tienen un significado, porque una civilización se nutre de ellos tanto como de las comidas. Otros bárbaros están en otras puertas europeas. ¿Es posible que no estemos viéndolos? Cada uno de nosotros puede actuar, consumiendo productos españoles o europeos, cocinando y transmitiendo a los niños y jóvenes el valor de la alimentación española tradicional, que es una de las mejores y más inteligentes cocinas del mundo.

OCCIDENTE EN LA MESA

La cultura occidental es milenaria, compleja, extraordinariamente rica. Nuestro bagaje está repleto de historia, de religión, de arquitectura y escultura, de literatura y filosofía, de mentes artísticas y talentosas. De política y diplomacia, de aventura y riesgo también. De Erasmo de Róterdam a Carlomagno, de Churchill a Carlos III de España —por supuesto—, de Pericles a Augusto, de Leonardo a Caravaggio, Marco Polo, Cervantes o

Chesterton. Podríamos recitar una lista inmensa, porque el grano de arena que cada uno ha aportado es tan importante que llenaría por sí mismo un desierto.

Una historia que empieza a quedar obsoleta en el ámbito popular, porque sus logros, que son la medida de nuestro progreso, no se enseñan en institutos y colegios, y a muchos de ellos apenas se les recuerda fuera de los medios académicos o los más cultos. Incluso personajes populares, míticos y gloriosos, como san Jorge y el dragón, los centauros o las mantícoras. Las fábulas y las leyendas también forman parte de esa historia que se pierde en el olvido.

En mis clases de historia de la alimentación, cuando trato de explicar el origen de las legumbres, siempre suelo recurrir a representarla en la historia de Esaú y Jacob. Parecen modelos suficientemente populares y bien comprendidos por todos. Pero mis alumnos, con honrosas excepciones, ya no saben quiénes son los Patriarcas. Y así, hay que contar la historia y el entorno de forma completa para llegar a la pura legumbre. A esta generación se le ha escamoteado su propia historia, no se reconocen en los personajes que eran populares hace pocos años. No necesitan creer en ellos (aunque también hacen falta creencias sólidas y moralmente válidas), pero sí saber que forman parte de esa tradición que nos ha traído hasta aquí.

Ocurre algo parecido en toda Europa, y se hace necesario animar esa cocina a la luz de la cultura en la que se desarrolló. Por ejemplo, el manjar blanco, un plato olvidado ya, fue de rabiosa actualidad a finales de la Edad Media y a principios de la Moderna, tuvo sentido entonces y no antes ni después. Esto ocurre con multitud de platos: tienen un tiempo y a veces se pierden y se olvidan. En otras ocasiones se recomponen y siguen vigentes. Aparecen por la llegada de un condimento, por la aparición de un producto que hasta entonces era desconocido, o por la inteligencia del ingeniero detrás del desarrollo de un proceso o maquinaria, o son esas preparaciones antiguas e inmemoriales, como es el caso de los cocidos, de los buñuelos, del pan o de los estofados.

Es decir, también los platos son expresión de esa cultura, de ahí mi constante insistencia en que no privemos a los jóvenes de esa parte de su historia. Porque la alimentación tradicional es una excelente narradora que cuenta cómo esa cultura penetra en la vida cotidiana, de tal forma que la enriquece y termina consiguiendo que los platos sean expresión de un tiempo y de una historia.

De esto va la cocina también, de una historia que impregna a las personas, a la historia, que está repleta de recursos para las mentes más originales, y esas mentes muchas veces son anónimas y sacrificadas. Cuántas mujeres en la historia de lo doméstico, preparando platos ricos con unos ingredientes imposibles en cantidad, calidad y en variedad. Cuántas personas sacando partido a un poco de harina, a unas hortalizas o a una pieza de carne de segunda. Ésos son también los méritos de Europa, y no antiguos solamente: la actualidad, desgraciadamente, está repleta de estas situaciones.

Ahí también está la historia de Europa, en la combinación de esos méritos pequeños y de las grandezas culturales. A través tanto de los esfuerzos diarios de personas anónimas que nos han traído hasta el hoy suficientemente alimentados, como de esas otras mentes extraordinarias que nos han proporcionado un bagaje cultural formidable. Todo ello convertido en una autopista de progreso y de carácter, el europeo.

Hay que seguir enseñando a los jóvenes su historia a través de los platos, que vuelvan a reconocerse en el pan, en las lentejas o en las gachas, y hasta en las divertidas anécdotas de las formidables cocineras actuales. Ellas también forman parte de esta historia, que es la suya.

EL MÉRITO DE LAS COCINAS POBRES

Cuando uno se encamina hacia una ciudad diferente, a otro país y, cuanto más, a otro continente, trata de descubrir ese espíritu que hace que la vida sea allí diferente. El viajero busca el contraste, la singularidad, lo que conduce a una sociedad a ser como es y no de otra manera. Algo auténtico, si es que verdaderamente esto existe.

Ese hálito que impulsa a viajar está motivado no sólo por el traslado, que a fin de cuentas es lo de menos, sino más bien por conocer cómo viven otras gentes, cómo es su arquitectura, las cualidades de su clima, de qué manera han conseguido adaptar sus ciudades y por supuesto, qué cosas comen. La gastronomía es cada vez más un estímulo poderoso para el viajero.

Así que, si uno va a Nueva York, le chocaría extraordinariamente encontrarse con el Big Ben o, si se encamina a Estrasburgo, sería raro encontrar la barcelonesa Sagrada Familia. Pues no se extrañen, porque eso es exactamente lo que ocurre con la gastronomía en la actualidad. Es posible encontrar la *xouba* gallega (de Vigo, exactamente, dicen) fuera de temporada en cualquier lugar (incluso fuera de Galicia), la trufa fresca en marzo y las alcachofas recién recolectadas en agosto. Y con frecuencia platos sorprendentes, como unos inadaptados en casa ajena. Y uno lo oye y se calla, claro. Hay una cierta connivencia del comensal con el metre en esto. Con frecuencia todos saben todo y se conviene en no señalar la ficción por si viene bien vestida.

Esto ocurre por muchos motivos. En primer lugar, porque muchos comensales no conocen a fondo la gastronomía. Pero ésa no es su obligación, es el restaurante el que debe asumir la veracidad de sus productos y sus afirmaciones. Por otro lado, sucede porque tanto el comensal como el restaurante buscan consumir y ofrecer algo necesariamente diferente. A veces se considera que la catedral local es insuficiente, y quieren ofrecer la ópera de Sídney. Y es una pena, porque se produce una circunstancia patética, que es la pérdida de la cocina autóctona.

Las cocinas populares nacen de la capacidad de una sociedad de extraer el mayor partido de sus productos básicos, que han elaborado durante cientos de años, cuando no milenios, con un exquisito cuidado para que proporcionara rendimiento para las familias numerosas. La gente se familiariza con ellos hasta el extremo. Es decir, los cereales, las legumbres y las hortalizas de temporada, a grandes rasgos, son la clave de esos productos básicos en Europa. Elaborados de tal forma que en cada lugar son diferentes, porque expresan el entorno, el clima y la cultura que los hombres han desarrollado. Y así, hay polenta en Italia, antiquísima hija del *puls* romano, hay empanadas en Galicia, paellas de la huerta de Valencia, o gachas de avena en la campiña inglesa. Cereales en diferentes formas y expresados singularmente. En sus expresiones más sencillas son la versión de las cocinas populares, pobres, reflexionadas, trabajadas, inteligentes. Dignas.

Pero por su origen modesto, precisamente, es difícil encontrar las versiones auténticas en innumerables restaurantes. Hay excepciones, y algunos de los platos que he citado se consumen con frecuencia en lugares turísticos, como sucede con las versiones más lujosas de la paella, por ejemplo. Pero se olvidan tantos, se pierden tantos... Y en realidad no es exactamente el fondo de la cuestión, pero es posible que sea el resultado de considerar que las cocinas autóctonas «son poco». Y esto es como si consideráramos que la arquitectura local es insuficiente frente a ricos turistas que tienen en sus ciudades magníficos y más ricos monumentos. Y, sin embargo, el viajero inteligente busca precisamente esa diferencia, esa cocina local, probablemente pobre en sus orígenes, pero renacida bajo otro prisma en el siglo XXI.

El resultado de esta medio vergüenza de lo pequeño, por su consciencia de ser humilde, provoca que resulte difícil conseguir probar platos auténticos cuando uno viaja. A no ser que se mueva mucho, prepare cuidadosamente su viaje y encuentre algún apoyo local. Y se extraña ante el esfuerzo titánico de la cocina muy técnica y elaborada, en la que es visible que se ha trabajado durante horas, aunque no siempre con buenos resultados. Todas las cocinas deben coexistir, desde luego, pero no hay nada mejor que probar pescados preparados de forma sencilla en lugares junto al mar, guisos y estofados tierra adentro, frutas tropicales donde las haya, o simples postres de fruta de temporada guisados al amor de una lumbre. Aromáticas lonchas de lomo ibérico en Extremadura y quesos de tiernas entrañas, papas arrugás (y alguno de los innumerables mojos) en Canarias. Pescados que se funden al tacto con la pala en la costa cántabra.

No traten de estirar lo que no se puede estirar. He asistido a la desgracia de probar un postre servido sobre lascas de pescado con sabor a pescado a pesar de toda la vainilla que le incorporaron. Ser sostenible no significa que sirvan los restos o las mondas de verduras transformadas. No es necesario exagerar ni dedicar un exceso de tiempo a reutilizar algo que no debe ser utilizado en un restaurante; hay que aprovecharlo en otro canal. Comer bien es como la elegancia bien entendida, un acto sencillo y hermoso, confortable para todos y perfumado con el espíritu que animó una tierra. Siempre con esa inmensa dignidad. Y caben y deberían caber con más generosidad las cocinas populares, esas magníficas hijas de la tierra y de la historia. Porque comer bien es un acto elegante y culto; no hay que avergonzarse de lo humilde. Pero, sobre todo, no es necesario revestir de pompa los restos de productos que no deberían estar en un plato. Y hay que cocinar, detectar el terrible fenómeno de la gastrificación en las cocinas de restaurantes, donde se repite la oferta una y otra vez porque es de quinta gama: elaborados iguales en restaurantes donde no se cocina, y solamente se calienta lo que otro elaboró.

MERCADOS DE ABASTOS, DONDE PALPITA(BA) LA VIDA

Para conocer mejor esa cocina, y aprender a evitar esa gastrificación, es un recurso muy útil visitar los mercados de abastos, paseos que se convierten en una de las mejores formas de tomar el pulso de una ciudad. Visitarlos es comprender en primera persona cómo funciona la alimentación, qué les gusta a sus habitantes y qué oferta tienen. Es la primera explicación de qué comen y qué no. El paseo por uno de estos mercados, si se mira detenidamente y con un poco de curiosidad, es como un libro que narra una historia apasionante, que es la historia de las personas y sus alimentos. Y han sido unos espacios magníficos, pero hoy se mueren, poco a poco y lentamente, pero dejan de formar parte de la vida cotidiana que tiene lugar entre el comprador y el alimento.

En primer lugar, el mercado cuenta la historia de la oferta. Seguro que paseando a través de sus pasillos observamos que priman unos productos sobre otros, y que un mercado en una localidad costera nos proporcionará una alegre abundancia de pescado, algunos incluso poco conocidos. O que otro en zona de cría de ganado porcino nos va a proporcionar un gran regocijo al comprobar la calidad de la carne, y más aún al encontrar un corte poco habitual y quizás sabroso. La oferta, además del territorio, nos hablará de la temporada, porque no es lo mismo asomarse a hacer la compra en primavera que a finales de otoño. Los puestos de setas suelen ser espectaculares en otoño, por ejemplo. Es cierto que las nuevas técnicas de producción nos llevan a una época en la que parece que el tiempo no cuenta, así que disponemos de tomates, naranjas y cordero en cualquier momento del año. Pero aún hay matices, porque no vamos a encontrar fresas o cerezas siempre, por ejemplo. Las generaciones más jóvenes han olvidado —o no han conocido— que había que tener paciencia para comer buenos albaricoques, o para disfrutar de zumos de naranja invernales que nos recuperaban de cualquier resfriado, o el deleite de la llegada de los primeros melocotones. La abundancia en cualquier época es muy agradable, pero la calidad de los productos de temporada es impagable.

La segunda historia que narra el mercado es que su oferta también es expresión de los gustos de sus compradores, de los platos que se preparan mayoritariamente, de las combinaciones de productos y, en definitiva, de su gastronomía. Hasta el desplazamiento más corto nos cuenta una historia en cualquier mercado que visitemos. Si nos acercamos a una localidad más pequeña probablemente nos falten productos de importación y ganen los locales. O haya alguno que nos sorprenda. Recuerdo los mercados gallegos y sus delicados y contundentes panes de maíz, por ejemplo. O los mercados del corazón de Castilla con unas delicadas chuletillas de cordero que es complejo encontrar en otros sitios, y la abundancia de legumbres, colocadas dentro de sus sacos de arpillera. Por su parte, el mercado de abastos de Huelva es fascinante, con todo tipo de pescados y mariscos, a cuál más bueno y sorprendente, con esa frescura provocadora.

Así que esta historia, que es la oferta, nos proporcionará las bases para que se desarrollen unas fórmulas determinadas de gastronomía. O quizás sea al revés, y las tradiciones gastronómicas hagan que los mercados tradicionales ofrezcan unas cosas y no otras. Lo más probable es que sea una combinación de ambos factores. En las grandes ciudades, los mercados de abastos tienen otra fórmula: ofrecen todo y de todo, así que si uno llega de otra ciudad siempre va a encontrar en éstos (posiblemente) una gran cantidad de productos con los que repetir sus platos tradicionales. Y eso ha ocurrido siempre, tampoco es nuevo. Ocurre en Madrid o Bilbao y sucedió también en Roma.

La tercera historia que se narra en los mercados es que la oferta de estos no sólo es expresión de los grandes productos, es también la voz de lo pequeño. No son solamente los espectaculares mariscos, o las piezas de carnes nobles, sino esos cortes que son típicos de un sitio y no de otros, esas denominaciones que pueden confundir al comprador (el lagartillo de Córdoba es el pez de la ternera, por ejemplo), o esos productos que llegan a sorprender, como las almesas, que se encuentran en el mercado de Cádiz. En otoño están en temporada las avellanas y las castañas, las nueces pacanas y la nuez española. Sólo hay que abrir los ojos y pasear para comprobar cuántas sorpresas puede proporcionarnos un mercado de abastos. Y causa cierta tristeza encontrar que pierden vida porque hay una competencia extraordinaria con las grandes superficies, que son muy cómodas, pero les falta la humanidad del pescadero contando cómo se consigue que los calamares queden tiernos en un guiso.

No crean que los actuales son los únicos mercados: en realidad repetimos costumbres milenarias que hemos ido mejorando. Los romanos tenían mercados periódicos, además de los otros que se abrían cada día, probablemente muy parecidos a los actuales de abastos. Los *macella* en la antigua Roma eran enormes edificios muy bien organizados para la llegada de productos, la distribución y el paso de los transeúntes. En los mejores y más selectos mercados había incluso tanques de agua para adquirir los pescados frescos.

En estos mercados romanos, los diferentes productos se ubicaban en zonas separadas que actuaban casi como mercados independientes: carnes, pescados, frutas y hortalizas, zonas con puestos de productos exquisitos, otros de especias y hierbas o tiendas de vino y quesos. Pero todos ellos estaban controlados por las autoridades, con vigilancia en la puerta, por si fuera necesario dirimir los problemas de pesos y medidas. Estaban perfectamente organizados y la vida fluía en ellos, la gente se encontraba y aprovechaba para charlar. Los *nundinae* eran esos otros que se celebraban cada nueve días, y que formaban parte del ciclo de la vida cotidiana, marcando su ritmo con una agradable regularidad. Cuando se celebraban, los hortelanos, agricultores y ganaderos del entorno de la ciudad se desplazaban hasta ésta para ofrecer sus productos. Era un día de fiesta, de paseo y de regocijo, no de trabajo. La gente aprovechaba para ir de compras y disfrutar de los alimentos frescos.

Nada de esto es nuevo: nos repetimos siglo tras siglo, nos siguen importando cosas muy similares, entre ellas comer bien y estar sanos. Este agitado panorama actual hace que la vuelta a esas pequeñas cosas cotidianas sencillas y placenteras sea tan agradable. Visitar estos mercados es el placer del viajero gastrónomo, que no se deja impresionar por los platos más caros y prefiere rebuscar en los puestos sencillos, que palpitan de vida y de agradables sorpresas.

LA RICA OFERTA GASTRONÓMICA EUROPEA

La gran riqueza de Europa, la riqueza de verdad, no sometida a vaivenes coyunturales ni a aburridos mercados internacionales, es la producción agrícola y ganadera. Esa base sobre la que se asientan la alimentación y la gastronomía, y que, generosa, ha facilitado el desarrollo de la milenaria historia de alimentación que se repite a su estilo en cada pequeño rincón de Europa. Cultura y alimentación, una forma de ser, de pensar, de producir y de comer. Es decir, esa riqueza que no es casual ni sobrevenida, sino que depende en primera instancia de unas tierras de gran riqueza y del factor humano, que durante miles de años ha sabido extraer su fruto.

Es el caso de Andalucía, por ejemplo, con innumerable variedad de climas, lo que facilita que la producción local se diversifique y resulte de ello una variedad extraordinaria. Más allá de la producción a gran escala, el sello que identifica cada zona y que la guarnece de esa personalidad, idiosincrasia y cocina peculiar, es la producción local. Hay grupos de desarrollo, denominaciones de origen y otros organismos que se ocupan especialmente de ellos: de promover su consumo, de garantizar su calidad y autenticidad, de evitar su pérdida. El interés de esta producción local es realmente elevado, porque concita en su existencia varios factores de gran valor, como son la historia de la alimentación en el entorno, la presencia de una cultura asociada a dicha producción y la tecnología correspondiente. Es decir, se produce una espiral en torno al producto que requiere la máxima atención, porque implica al factor humano en toda su dimensión.

Es natural, e incluso deseable, sentirse atraído por el exotismo de ciertos platos y productos. La diferencia siempre nos enriquece, pero ¡ojo! Antes de esta sería conveniente conocer esa producción local, la nuestra, que todavía tiene un marcado carácter de autenticidad. Y así nos damos de bruces con peros de Ronda (siempre en mi corazón), borrajas, tagarninas, vinos finos, tomate rosado de la vega del Guadalquivir, carne de vaca retinta, jamones y embutidos de Los Pedroches o la gallina utrerana... entre miles de productos que se dan en esta bendita tierra. Y a partir de ellos, los platos extraordinarios: desde los potajes de gurumelos de Huelva a las mazamorras de la sierra de Córdoba, a las papas con choco de Cádiz o al rabo de toro. Conocer esos productos locales, que sólo requieren asomar la nariz a la ventana y tener un poco de interés, es calar en nuestra historia, en nuestros porqués y singularidades, y fomentar la riqueza local. Esos productos locales, muchas veces eje de economías pequeñas, son en realidad el auténtico corazón de la gastronomía andaluza, lo que nos queda de nosotros mismos. Nuestra esencia a la vuelta de la esquina. Y así, en cada esquina de Europa, desde el sur de Francia a los rincones de Italia, desde los cítricos sicilianos a los aceites griegos, desde las patatas de tierras frías al excelente vacuno y lácteos suizos, alemanes y daneses. No hay un rincón baldío, no hay recurso sin explotar ni aprovechar con excelente rendimiento. Es el momento de manifestar nuestro apoyo si queremos que continúen deleitándonos con sus productos.

CON UNA *BAGUETTE* BAJO EL BRAZO

Las tradiciones española y andaluza comentadas más atrás forman una pequeña parte de las que caracterizan el patrimonio alimentario europeo. La imagen amable, casi paradisíaca, que uno siempre recuerda de París es el paseo matutino con la *baguette* bajo el brazo. La boina y el periódico han pasado a segunda fila. La *baguette* sin bolsa, sin protección, lista para ser mordida en cualquier momento, es el emblema gastronómico francés.

Crujiente, tostada, aromática y llena de pequeñas bolsas de aire en el interior que componen una miga ligera y sabrosa, la *baguette* invita a cualquier receta por sencilla que sea. Porque es cierto que con ella es posible desarrollar innumerables tentempiés de lujo. Un poco de mantequilla bien untada, simplemente, hace que sea un bocado exquisito, y más si se añade entremedias jamón, el clásico sándwich francés. Aunque mi preferido es el que se prepara con gruesas lonchas de buen *foie* en el interior de una de las barras recién horneadas. Una copa de vino y ya está listo ese goloso refrigerio para recuperar fuerzas.

La Unesco ha considerado la *baguette* como parte del Patrimonio Cultural Inmaterial de la Humanidad, en una competición internacional en la que ha habido otros 72 inscritos, aunque España, en el año que ganó la *baguette*, 2022, no competía con ninguna candidatura gastronómica. Los cuatro sencillos ingredientes de la *baguette*, que son únicamente agua, harina, sal y levadura, alimentan su mito. Es maravilloso conseguir un producto tan completo, sabroso y polivalente con esos pocos ingredientes, y que pueda enganchar a cualquier viajero y por supuesto a millones de franceses cada mañana. Nadie es imparcial cuando prueba la primera *baguette*, es un amor para siempre. Por su parte, la Unesco clasifica, organiza y pauta todos los pasos necesarios para elaborar una *baguette*: ingredientes, peso, punto de fermentación, forma, escarificación, cocción... y eso es muy bueno. Además, se ha tenido en cuenta la cultura de este pan: desde cómo se organiza la panadería a las corporaciones en las que se transmite y se aprende. ¡Los hermosos oficios del pan!

Hay un apartado especial en el que la Unesco observa la *baguette* como parte de la tradición familiar, en el día a día, cuando un trocito de pan sustraído al vuelo durante algún momento se considera un auténtico premio para un niño. Aunque no hablan de los adultos que sisan una pequeña porción durante el camino a casa, algo que es inevitable, casi una práctica heredera precisamente de la infancia. Y de alguna forma, el aliciente del trocito de pan constituye parte de un entrenamiento para los pequeños en los buenos hábitos gastronómicos. Desgraciadamente, en toda Europa, y también en Francia, el consumo de pan ha disminuido, así que este reconocimiento a la *baguette* viene en un momento perfecto para animar a la población a tomarlo con más frecuencia, en atención a su calidad y sabor.

El pan blanco siempre fue algo especial. En la Antigüedad, en los grandes imperios como Egipto, Grecia y Roma era un bocado selecto frente a los panes negros, más económicos y populares. Considerado desde entonces alimento de reyes, en la Edad Media continuó siendo algo verdaderamente especial y propio de la aristocracia. Se desarrollaron variedades extraordinarias y a veces se enriquecían con leche, huevos o mantequilla, e incluso se elaboraban panes «de fantasía» ligeros, especiados o blandos, todo lo imaginable con esa base sabrosa y polivalente. Aunque las formas del pan han sido muy numerosas, a partir del siglo XVII ya se identificaban en Francia panes alargados, en flauta plana, como es hoy la *baguette*, recogida incluso en la *Enciclopedia* de Diderot. El primer periodista gastronómico e ingenioso *gourmand*, Grimod de La Reynière, habla también de esas ricas flautas de la rue Saint-Denis, considerándolas los mejores panes de su tiempo. Y les aseguro que Grimod sabía lo que decía: era un petulante, exquisito y extravagante gastrónomo que conocía muy bien los productos del París de su época.

A estas alturas se ha abierto el apetito, y los franceses nos recuerdan que los panes en flauta con las características escarificaciones que biselan su corteza crujiente se definen ya explícitamente en 1904. No hay duda: ya tenemos la primera *baguette* precisa con este término, aunque de centenarios orígenes. La Primera Guerra Mundial la consideró parte de la comida básica de cualquier francés, y desde los obreros a los militares, todos tenían acceso a un pan que era asequible y gozoso. Desde luego su origen era parisino, pero tras la Segunda Guerra Mundial su elaboración se difundió en provincias, así que ya tenemos uno de los mejores panes del mundo extendido en todo el país.

En la historia y méritos de la *baguette*, sin embargo, hay algo más que historia, que pan y que alimentación. Ocurre con algunos platos y productos singulares: hay magia y hay significado. La *baguette* aparece como el símbolo de un país, de la bohemia y de la saludable y rica cocina europea. Hasta Woody Allen la retrató en su película *Midnight in Paris* (2011), identificando en ella ese estilo de vida despreocupado y feliz que solamente aparece en las buenas películas y en momentos singulares en la vida.

A la búsqueda de productos exóticos, esta sociedad ha enloquecido olvidando las maravillas que desde hace siglos posee la vieja, decadente, culta y espléndida Europa. Ha sido una alegría observar cómo uno de esos productos que están al alcance de cualquiera ha logrado el reconocimiento de la Unesco. Por otro lado, es lamentable que sea necesario que un organismo se vea obligado a recordarnos todo lo bueno que tenemos. Miren a su alrededor, observen, valoren y coman sus platos tradicionales, sus recetas de toda la vida, porque no hace falta que nadie los reconozca en ninguna institución para que nos demos cuenta de que tenemos entre las manos una de las historias gastronómicas más cultas, complejas, sabrosas y bien engarzadas de la historia.

EL EDICTO DE PRECIOS MÁXIMOS DE DIOCLECIANO

A una gran parte de los dirigentes internacionales, por no hablar de los nacionales, les haría falta un paseo por la historia. Ni siquiera ahondar, pero quizás sí un somero estudio, leer algo, ilustrarse y aprender algunas cosas, quizás de paso. Porque la historia, vieja y razonable maestra, tiene muchas lecciones que proporcionarnos ante problemas eternos que se repiten periódicamente.

Se puso sobre la mesa el desgraciado asunto de «topar» los precios, fruto de un pobre pensamiento puesto de manifiesto a través de un desdichado lenguaje. No hay ningún acierto en nada de ello, ni en el contenido ni en la expresión. Y la cuestión es que ésta es una de esas historias que ha ocurrido no una, sino varias veces a lo largo de la historia de forma recurrente. Gracias a una de ellas, disponemos del rastro de los precios de alimentos cotidianos en la última etapa del mundo romano, y sabemos cómo se comporta un mercado en un momento inflacionista e intervenido. El Bajo Imperio romano fue una época de turbulencias y cambios: se extinguía dolorosamente un mundo mientras se iniciaba otro. Aquel fue un tiempo de incertidumbre en lo personal y de serios conflictos en lo social, también de ruina en lo económico. Pueden imaginarlo, no es un escenario desconocido.

Diocleciano fue emperador de Roma, vivió y reinó en la segunda mitad del siglo III hasta principios del siglo IV. Puso fin a la llamada por los historiadores crisis del siglo III, e inauguró un sistema político que conocemos como tetrarquía. El emperador hizo innumerables cambios para hacer frente a una crisis del sistema que se iba deteriorando. Y entre otras, realizó unas importantes reformas económicas y administrativas que estabilizaron un sistema que vivía galopando de una crisis a otra. En otras ocasiones no acertó en la solución de las dificultades, como veremos.

Por un progresivo deterioro, la moneda había perdido valor, era de mala calidad y todos los sectores cuyos ingresos estaban fijados por el valor de la moneda, como los soldados y los funcionarios, se encontraban severamente perjudicados. Los precios subían, había especulación, el comercio alcanzaba precios jamás vistos y había algaradas populares debido a la falta de aprovisionamiento de todos esos productos básicos para la vida ordinaria. En realidad, a pesar de la riqueza y capacidad productiva, no había alimentos en los mercados de las ciudades. La gente corriente sufría en el imperio de una forma extraordinaria, especialmente en las ciudades, porque el mundo rural siempre tiene ciertos recursos en estas situaciones.

Las monedas de metal de buena calidad (oro y plata) salían del mercado, mientras el Estado se veía obligado a elevar el valor nominal de las monedas ordinarias. En noviembre de 301 d.C., la situación era insostenible, y fue entonces cuando se promulgó el famoso edicto *De maximis* (*Edictum de Pretiis Rerum Venalium*).

Lo que hicieron en el famoso edicto fue tasar muy bajo el trabajo, frenar el precio de la materia prima y tratar de equilibrar el margen de ganancia comercial. Los precios se habían encarecido de forma brutal debido a la anterior inyección de moneda que habían puesto en circulación, en una espiral imposible de sostener. Así que apareció la especulación, mucha gente empezó a acaparar y a vender con enormes beneficios. El denario, que había sido la moneda efectiva hasta entonces, fue sustituido por Diocleciano por el *argenteus*, una moneda de plata con sus divisiones correspondientes. La llegada de este cambio provocó mayor inflación, y fue el detonante para la promulgación del famoso edicto. El transporte empezó a hacerse imposible, y se terminó prohibiendo la venta de productos en otros mercados. Imaginen la situación y, salvando las distancias, lo familiar que resulta en el día de hoy.

Más de mil productos, divididos en 32 capítulos, se vieron afectados por el famoso edicto. Ropa y calzado (botas, sandalias, calzado femenino y militar, ropa de abrigo...), todo tipo de granos y legumbres (trigo, cebada, mijo, alfalfa, lentejas, guisantes y garbanzos...). Además, también lo fueron distintos tipos de vinos y cervezas, aceite de oliva de diferentes calidades, huevos, sal, miel y todo tipo de carnes que puedan imaginar, desde faisán a carne picada o caza. Pescados frescos de distintas calidades y lácteos también se vieron afectados.

Y lo hicieron igualmente los precios de innumerables profesionales, desde un barbero a un enlosador de mosaicos, confeccionadores de pergaminos o albañiles y oficinistas; incluso abogados o notarios, maestros con diferentes especialidades y asistentes de cámara para los baños. Todo se reguló. Se encorsetó a una ciudadanía que iba a estallar, como es natural, porque los límites que habían puesto eran de imposible cumplimiento. Desgraciadamente, la moneda continuó devaluándose y los precios subiendo, haciendo que los que se habían fijado oficialmente quedaran en cantidades ridículas. Así que los comerciantes empezaron a vender fuera de los mercados, es decir, de forma ilegal y sin pagar impuestos. Y también se empezó a comerciar mediante el trueque, un valor seguro cuando la moneda ha perdido la confianza del consumidor. Muchos mercados cerraron, los soldados y funcionarios se encontraron con salarios que no les permitían ni comprar pan. La gente se asfixiaba.

¿Pueden imaginar una sociedad profundamente desajustada, fuera de control y bajo el viejo lema de «sálvese quien pueda»? Pues es justamente lo que ocurrió, con el resultado de innumerables fallecimientos, por cierto. La cosa no fue banal. Y no fue la única vez: en época moderna ha ocurrido en diferentes ocasiones con idénticos resultados. Los mercados se regulan mejor cuando no los encorsetan. La historia enseña que el pan, el aceite, la carne tienen un precio en relación con los de la vida ordinaria. Y que la reglamentación hasta el ahogamiento provoca unos resultados desastrosos, que terminan en el escamoteo del pago de impuestos, en el trueque o el acaparamiento, en la especulación y el abuso.

Un escenario terrible hacia el que, sin pensar con un poco más de profundidad, se ha propuesto llevarnos la izquierda española en un ejercicio de irresponsabilidad y desconocimiento. Por favor, lean un poco de historia, y si no les es posible, hagan que les lean. Puede que hasta les guste.

MEDITERRANEIDAD

Un concepto sugerente que huele a niñez, a mar, a sol y a sal, a calor y a tiempo de gozo. Un concepto que es más que una idea, es una forma de vida, en la que la poesía también tiene cabida.

La mediterraneidad es más que el entorno mediterráneo, es una cultura común, una forma de vivir, de ser, de plantar, de cultivar y de comer. El Mediterráneo, cargado de historia, de enseñanza, de viajes y de esperanzas. Y arquitectura, urbanismo, filosofía, medicina, agricultura y cocina; un auténtico caleidoscopio vital que une incluso en las diferentes formas de entender la vida en cada uno de los países ribereños.

Se ha analizado incluso la dieta mediterránea como factor motivador de felicidad. ¿Hay algo más importante que la felicidad, que estar sano y lleno de energía? No hay nada mejor que comer bien y que encontrarse a gusto después. Y eso se puede conseguir fácilmente: no hay misterios, no hay grandes revelaciones, no hay productos caros o imposibles. Lo supieron Hipócrates y Galeno, y lo dejaron escrito, pero siguen sabiéndolo los investigadores de los siglos posteriores. Todos ellos han dejado bien claro que el estilo de vida mediterráneo es la clave de la salud, del bienestar y la felicidad. Que el mecanismo se pone en marcha con pequeñas cosas, tan sencillas como desayunar bien, usar aceite de oliva virgen extra, comer frugalmente, moverse y estar en contacto con otras personas, mejor si son queridas o incluso apreciadas. Consumir con entusiasmo los buenos platos de legumbres, incursionar sin vergüenza en las verduras y frutas de temporada, añadiendo carne y pescado con moderación y fibra sin ella, bastante agua, poco alcohol e infinita diversión. Parece un buen plan, francamente, porque incluye aspectos como el cuidado de la naturaleza, la inclusión en la dieta de los alimentos de cercanía, los planes con amigos para hacer algún deporte y hasta sonreír y abrazarnos. Un hermoso esbozo para una vida mejor.

Cuanto más avanza la investigación en casi cualquier campo, desde la medicina a la bioquímica, la psicológica y hasta la de carácter histórico, comprobamos que ya habíamos dado en la clave hace cientos de años. Que la dieta mediterránea era fácil de seguir, que era económica, rica, saludable y completa. Que muchos «influenciadores» e innumerables grandes marcas inventan modas a base de puro *marketing* para que gastemos en sus productos, y los vendedores de esas novedades nos confunden cuando no nos engañan directamente. Que desayunar bien, comer buen pan y estofados bien elaborados, tomar más lentejas, naranjas y manzanas nos va a salir infinitamente rentable porque nos va a hacer felices. Que las dietas de moda y la comida basura no sirven nada más que para sacarnos los cuartos, y lo peor es que a veces hasta para causar enfermedades que van desde la obesidad hasta la depresión. Y es tan fácil: sólo hay que comer con sentido productos del territorio, platos de la tradición (aligerados de grasas, claro), tostadas con buen AOVE, zumos naturales y fruta de temporada. Sin exagerar, sin excesos. ¿Hay algo más sensato, más fácil, más saludable?

Conocemos razonablemente bien la historia de las civilizaciones mediterráneas, y todas ellas han incluido singulares fórmulas de alimentación, con ciertas cosas en común, que son el alimento básico —el cereal—, la bebida —el vino— y la grasa, que caracteriza singularmente a las culturas —el aceite de oliva—. De ahí en adelante, del *symposium* al *convivium* tan sólo hay un cambio de territorio, de Grecia a Roma. Desde entonces componemos platos con técnicas similares: es la cultura manifestándose a través de la, en principio rudimentaria, tecnología alimentaria. Y así, panes y tortas de pan, estofados, guisos y sopas conforman la base culinaria, sobre la que hemos crecido no sólo en lo personal, también en los aspectos culturales, dando forma a un estilo mediterráneo de cocina que resulta muy atractivo a los visitantes. Esas recetas que son expresión de una cultura y una forma de vivir no son aleatorias, ni una forma de alimentación es casual, sino justificada intrínsecamente por las características de la cultura en la que nacen. Su riqueza, en el caso mediterráneo, es la herencia de la producción del territorio y de la forma en que los seres humanos han elegido aprovecharlo, la cultura. Y su consecuencia directa es una manera de comer y de convivir, de hacer humano el alimento. Es un valor sustancial, porque nos define y nos nutre. Invertir con estos medios en salud, en longevidad, en gozo por la vida, es una receta modélica que se transforma en un ideal a seguir.

Esa mediterraneidad que se vive y que es más que mar, sol y aire libre. Es cultura que ha dado forma a Europa. La filosofía que nació en el Mediterráneo, desde Egipto a Grecia y que se asentó en Roma, nos ha regalado la enseñanza de sabios desde Sócrates, Platón y Aristóteles a Marco Aurelio. Cuyos pensamientos todavía se pueden leer, y que con frecuencia sorprenden por su frescura y actualidad. Es la capacidad de los sabios: mantener al auditorio ávido de sus pensamientos, esperando el siguiente, porque conduce a un pensamiento más. Especialmente en un momento en el que se dicen tantas asnadas y en el que asistimos al desmantelamiento temerario de la lógica, de la ética y la estética de un plumazo, de la coherencia e incluso del lenguaje. Y sin reparos, sin vergüenza y sin razón. Con elegancia, sin aspavientos, con serenidad se conmueve al lector, dejándole con la sensación de que este mundo loco se había parado durante el tiempo de lectura, lo que casi siempre es un auténtico alivio.

Hay un término casi perdido entre las palabras de los filósofos, muy diferente a como se entiende en la actualidad, que es el *agapē*. No se extrañen del formato de la palabra, se trata de un vocablo griego. Quizás les sorprenda conocer que su significado en griego es «amor»: amor sin expectativa de recibir, que sólo anhela dar, y que se extiende a todo ser humano, con aceptación total y generosidad profunda. Los primeros cristianos usaron el término para expresar una virtud muy depreciada y, precisamente por eso, vital: la caridad, del latín *caritas*. Amorosa, entregada y repleta de paz y misericordia, más rica y plena que la justicia social e igualmente necesaria.

Y ágape siguió su trayectoria con una libertad extraordinaria, como les sucede a las grandes palabras. Su larga deriva hacia el sentido de colación agradable, en castellano «ágape», nos lleva a pensar en la vinculación de la comida en común y la caridad, que fue el doble sentido que adquirió en época de los primeros cristianos.

Así que el amor, como ya había anotado Platón, se puede manifestar en el desarrollo del banquete. Pero también en esa calidad de cosa afectuosa y entregada que queda implícita en la palabra. Compartir las cosas buenas de la vida, entregar el tiempo a los demás, cocinando para ellos, gozar de una comida amable entre personas a las que se aprecia es una de las mejores experiencias de la vida. Porque es justamente en los actos sencillos donde se manifiesta ese afecto universal hacia todos, que tanto los griegos de época clásica como los cristianos intuyeron y practicaron. Es una hermosa explicación del último sentido del ágape. Gozar de ese tiempo en el que se toman alimentos selectos, bien presentados, agradables, como un tiempo de compartir, hijo también del *symposium* griego y del *convivium* romano, pero con esa decisiva adición de afecto humano que propone el cristianismo.

Cuánto debemos a nuestros orígenes mediterráneos... En ellos, y de forma natural, se entrelazan la filosofía, la comida, la religión y lo humano. Solivianta observar de qué manera estamos asistiendo a un despiadado desmantelamiento de todos los valores que nos han conducido hasta el presente. Una magnífica forma de rebelión es practicar la auténtica gastronomía: adquieran buenos alimentos producidos por agricultores españoles, cocinen todo lo que les sea posible esas recetas únicas, y disfruten comiendo y compartiendo, porque el ágape fue una gran invención.

Donde nace parte de esta imagen y concepto de mediterraneidad, al este del Mediterráneo, aislada y gozosa, bañada por aguas azules y profundas... Allí se encuentra Creta. Más que la cuna, la representación de la dieta del Mediterráneo. Saludable y de corrientes frescas, vientos con aroma a mar dan forma a un bellísimo paisaje. Playas, aguas de un azul generoso y recóndito bañan las costas que dan paso a una arquitectura de blanco deslumbrante y recovecos repletos de color.

El palacio de Cnosos, residencia legendaria del fabuloso rey Minos, representa el compendio de la leyenda, de la historia y de una forma de vivir en la que la alimentación tenía un papel fundamental. La isla de los palacios, a pesar de su pequeño tamaño, albergaba estructuras de este tipo que agrupaban hace cuatro mil años a una rica población. Los palacios disponían de zonas de producción de aceite de oliva y vino y de silos para guardar los productos cultivados, que eran funcionales a la vez que muy hermosos.

Fantásticas pinturas de brillantes colores dan vida a las ruinas plagadas de turistas en plena temporada: frescos de delfines, de toros y volatineros, de pescados reales y mares cercanos crean una auténtica ventana por la que asomarnos a ese mundo casi soñado. La primera civilización del Egeo tenía ciudades bien estructuradas y casas con comedores para disfrutar del banquete. Comidas aliñadas con la brillante grasa mediterránea, el aceite de oliva de primera prensa, aromático y dorado; panecillos bien formados y blandos, guisos de lentejas y habas y un sinnúmero de plantas aromáticas y hortalizas daban origen a una cocina que no nos sorprendería si la consumiéramos hoy. Los frutos secos completaban la dieta, y también las frutas frescas y las frutas deshidratadas, higos y pasas. También repostería de hojuelas fritas y sumergidas en miel, y distintas variedades de vinos para alegrar el banquete.

La herencia del mundo antiguo es visible en la buena cocina tradicional del presente, en platos como los *dolmadakia,* las hojas de parra rellenas, también en la abundancia del aceite de oliva aromático y dulce. En los abundantes quesos, especialmente bueno el feta; incluso en los milenarios vinos de retsina y el más potente raki, en los espléndidos pescados y mariscos frescos de verdad, y en platos de cocina como las empanadas de todo tipo, los pastelillos de miel y en el café, un delicioso café helado al final, para dejarnos exhaustos.

Sentada al atardecer en una cala cretense he visto cómo el mar lame una y otra vez las costas. Se percibe un aroma lejano a brasas y algo huele a miel. La atmósfera está impregnada de un silencio que sólo rompen algunas aves. A la vez que esta placentera experiencia, tengo presentes las inquietantes noticias de incendios en toda Grecia y en cómo, si nos descuidamos, haremos desaparecer este maravilloso mundo que nos acoge. El pasado todavía se refleja en los restos de los palacios de columnas rojo oscuro, y el presente inquietante pierde sentido cuando uno se aleja de todo. Sólo los buenos platos de Creta y el mar son hoy una sinfonía agradable de vivir. Artemisa, la diosa de la caza, de las mujeres, de los animales, de la naturaleza, aún sigue presente en esta maravillosa isla en la que se pierde la sensación del tiempo y casi del espacio.

Disponer de cuatro temporadas de clima diferenciado a lo largo del año es una gran fortuna, porque la variación del recetario promueve una dieta cambiante, nada monótona y capaz de ayudarnos a adaptarnos a diferentes climas.

El verano en España marca singularmente una de estas épocas con recetario propio. Y quién duda de que el gazpacho es el plato del verano. Y no sólo en Andalucía, porque, aunque es principalmente patrimonio del sur, Extremadura tiene sus propias (y deliciosas) variantes, pero Toledo y hasta Madrid forman parte de la geografía del gazpacho. Desde luego, el visitante conoce bien este delicioso plato, tan característico y con una historia impresionante que nos conduce al pasado mediterráneo. Y que nos identifica a los ojos de *los otros*.

El triunfo de las dietas tradicionales mediterráneas se debía a que eran muy frugales, que aprovechaban cualquier recurso por modesto que fuera. Que además lo hacían con inteligencia y que con gran acierto conseguían platos sabrosos. Las recetas mediterráneas han sido combinaciones ganadoras y de gran éxito, incorporándose muchas de ellas a la alimentación del complejo siglo XXI. A veces, como es el caso del gazpacho, estas recetas se encuentran hasta en formato industrial, como un plato procesado.

Aunque no es fácil definir qué es un gazpacho, trataremos de hacerlo. Es una preparación elaborada a base de productos vegetales crudos (principalmente), que se aliñan con aceite de oliva, vinagre y sal y que se complementan con algunas especias y aromáticas, como el comino, por ejemplo. O con hierbabuena, o incluso con almendras. La cuestión es que el gazpacho es muy líquido y se puede tomar en vaso, bebido, como a muchos nos gusta los días de más calor, y por supuesto en plato y con cuchara, adecuadamente guarnecido.

La maravilla de esta sopa/refresco/bebida es que tiene unas propiedades isotónicas espectaculares, reanima, reconforta, refresca y nutre. Todo a la vez. Y no lo hace desde hace dos días, de ahí las innumerables variedades que tiene: lleva modificándose a sí mismo un par de miles de años. Por ejemplo, en Toledo se toman todos los ingredientes muy picados, en lugar de triturados, lo que recuerda a los tiempos anteriores a los robots de cocina, que lo dejan perfectamente homogéneo. En Córdoba hay una variedad que es el «gazpacho de pobres», y que solamente lleva una base de agua con miga de pan y ajo triturados y los condimentos. Después se bebe bien frío y refresca igualmente.

Hay gazpachos de tomate, pero también los hay blancos: el delicioso ajoblanco, por ejemplo, cuya base es una pasta de almendra y pan. El gazpachuelo malagueño no es un gazpacho, sino una sopa caliente, a pesar de la etimología común. Por supuesto que en cada casa la receta varía: hay quien le añade pepino, otros no soportan el pimiento verde, hay amantes del ajo o quienes lo hacen sin pan. Y ahora los hay en versiones modernas, con aguacate, cerezas, sandía o fresas. Todos buenos y razonables, gazpachos que repiten una historia milenaria que ha funcionado muy bien hasta la actualidad. La clave es que todos ellos son refrescantes, ligeros y nutritivos.

La cuestión es: ¿en qué momento se le ocurrió a alguien esta genial preparación? No sabemos el cómo ni a quién, pero atisbamos el cuándo, que fue en los albores de Occidente. Y sí, han acertado, el mundo romano ideó esta bebida isotónica, reconfortante y polivalente, aunque en Grecia se hacía algo similar, pero estaba mucho menos extendida. Aunque también es posible que encontremos pistas de bebidas refrescantes en el Medio Oriente.

Así que es un plato muy antiguo, que la propia Roma popularizó bajo el nombre de *posca,* y pronto se convirtió en una bebida muy común durante el verano. Gran parte de su notoriedad consistió en que formaba parte de la impedimenta de las legiones, que lo bebían en generosas cantidades. No olvidemos que las campañas militares en el mundo antiguo se hacían durante la canícula, y que durante el invierno se descansaba. Y mantenerse con fuerzas en mitad de la canícula y de una batalla tenía sus dificultades.

El caso es que la *posca* podía adquirirse en comercios o hacerse en casa. Este antecedente del gazpacho era un brebaje muy líquido que llevaba aceite de oliva, sal, vinagre, ajo, agua abundante y algunas hierbas que, o bien añadían los comerciantes, o se agenciaba el legionario en las campañas, a lo largo del camino.

Los romanos a veces incluso cocinaban con esta *posca,* que era bebida que solían tener ya preparada en las cocinas de las grandes casas, y mojaban las ensaladas y los platos fríos con ella para dar sabor y dejarlos jugosos. Pero además, como a nosotros en el gazpacho, les gustaba mojar pan en la *posca.* Migar el gazpacho es una herencia de migar la *posca* (algo que por cierto asombró tanto a los viajeros europeos del XVIII). También la *posca* se repartía como refresco a los esclavos, así que ya tenemos una bebida común a diferentes grupos sociales y que tiene algo similar, en cualquier caso: la presencia del vinagre, tan valorado por su sabor y por sus propiedades refrescantes. Además, si el agua no era de muy buena calidad, el vinagre proporcionaba cierta seguridad, desinfectándola.

El tomate se incorporó muy tarde a estos refrescos de la Antigüedad, avanzada la época moderna. Y casi no se nos ocurre pensar en gazpachos sin este tono anaranjado intenso del tomate. Pero con tomate o no, los gazpachos son una invención, una más, de los hijos del Mediterráneo. De una cultura inteligente que expresa en la mesa la sabiduría del «conócete a ti mismo». De una civilización que ha crecido, prosperado y que nos ha conducido a lo que somos hoy. El recetario tradicional es una expresión de esa cultura, y el gazpacho una de esas inteligencias aplicadas a la supervivencia, al buen uso de los recursos y al bienestar.

La temporada también nos lleva a disponer de abundantes buenas verduras al final del verano: tomates, pimientos, berenjenas, calabacines... Es una alegría para la mesa. Son esos momentos en los que la compra se convierte en una duda constante sobre lo que adquirir. Tras agosto, todavía se disfruta de varias semanas de esta afluencia y calidad, de mercados y mercadillos que huelen a verdura fresca, un auténtico placer de dioses reservado a los mortales que tengan acceso a algunos de estos sencillos vestigios de la auténtica buena vida.

Esas verduras que son la base de infinidad de platos a lo largo del Mediterráneo, como los pistos, la alboronía, la caponata, los untables de berenjena al estilo del *baba ganoush*, los sofritos, gratinados y rellenos fríos o calientes, frituras de berenjena, tomate verde, calabacín en adobo... Y los pasteles, donde todo cabe en la medida que uno quiera. Y es que en estas orillas repetimos el espíritu de platos tradicionales, cada uno con su propia personalidad pero repletos de historia común. Y formando parte de su espíritu y sus buenas maneras, el aceite de oliva, virgen extra, claro. A pesar de su precio, se usará en cantidades inferiores, pero formará parte, debe formar parte de nuestros platos, porque de lo único que no debemos prescindir es de la salud.

Repensar la cocina tradicional no es algo nuevo. Por el contrario, es algo que llevamos haciendo miles de años, por eso sigue viva. Las carestías de algunos alimentos en infinidad de momentos de la historia han llevado a probar otros, a usarlos en diferente medida o a desarrollar variaciones nuevas de recetas antiguas. La gran capacidad del ser humano es la adaptación, y la inteligencia consiste en aprovechar los recursos de fácil disposición. Nuestras cocinas, la española y su entorno mediterráneo, son unas de las mejores del mundo, por eso hay innumerables cocineros internacionales enamorados hasta las trancas de ella. Por ejemplo el británico Jamie Oliver, que empezó adorando la cocina clásica italiana y bregándose en sus fabulosos platos. También el veterano y divertido Rick Stein comprende y ama este estilo de gastronomía flexible, polivalente y variado. La gran destreza de la cocina mediterránea es en parte esa capacidad de adaptación, incluso a veces la sencillez de sus ingredientes, elevados gracias al uso de las aromáticas, que proporcionan ese indescriptible aroma, que aportan un sabor sutil y diferente a cada plato (salvia, tomillo, albahaca, romero...). Es la habilidad de conocer las legumbres y sus enormes posibilidades, y las combinaciones ganadoras para un buen resultado final.

Para la cocina del futuro no es posible nada mejor que hacerse acompañar de la inteligencia y el conocimiento del pasado, de los recursos posibles y de sus proporciones. Ése es el patrimonio alimentario mediterráneo, un auténtico regalo de la historia para nosotros, y ésas son las fórmulas de éxito de todos los tiempos, adaptándose a la vida y a las circunstancias sin olvidar la salud, el precio y el placer de comer. Porque comer bien y hasta cocinar forman parte del placer de vivir.

AMERICANIDAD

Como la mediterraneidad, hay una comunidad de historia, cultura y sociedad comunes a los hispanohablantes. Con palabras que sorprenden en lo relacionado con la alimentación, como la mazamorra, antiquísimo plato que se prepara de dos formas diferentes en ambos mundos, y entrambos desvela un origen común de gachas tiernas que a su vez se enraíza en el Mediterráneo. En uno de esos asombrosos retruécanos de la historia, de las palabras y de la polisemia.

Ese algo en común, que es la patria de todos, es la lengua. Es un concepto que ensalzaron desde Camilo José Cela hasta Pessoa; es una especie de pegamento que nos une, y por el que viajar a América se hace amable y, con frecuencia, familiar. Desde luego, está el aspecto exótico, y las guayabillas y guayabas, los chontaduros, las aromáticas piñas, la pitaya, el aguacate gigante y el mango verde salpicado de lima y sal, y tantos otros,... forman parte del bagaje que se esclarece en Iberoamérica. Y sorprenden tanto por la propia imagen de belleza que suscita la palabra como por el intenso perfume, el sabor auténtico y el tipo de las preparaciones, que divergen de todo lo imaginado al huerto español, habituado a los más delicados sabores de la manzana, el melocotón o la pera, o más profundos del higo o la granada.

Muchas de estas palabras forman parte del horizonte y de la mesa española, y junto a las frutas exóticas menos conocidas hay otras como la tuna (higo chumbo), que se ha convertido en parte de los paisajes rústicos españoles en los lugares más cálidos. Y el chocolate es ya un viejo amigo que ha trascendido generaciones de adictos, que como decía el misionero jesuita padre Acosta, allá hacia finales del siglo XVI: «Las españolas mueren por el negro chocolate». Por no hablar de la patata, el tomate o el pimiento, de los que muchos han olvidado su origen, y que son la base de la alimentación mundial en el presente.

Nos miramos desde las dos orillas a través de este común territorio de la gastronomía, y cuando aquí pica un pimiento, allí es picoso, y se toman salsas de maní (por cierto, prueben el exquisito ají de maní), mientras aquí se toman cacahuetes tostados en el aperitivo. Los tamales y tamalitos, esos increíbles envueltos en hojas naturales a base de harina de maíz y algunos ingredientes más, con una variación inaudita, son otra de las preparaciones que muchos países se adjudican como propias, pero que se encuentran con facilidad hasta en puestecillos callejeros. Ensanchar fronteras y reconocer voces castellanas antiguas junto a multitud de términos de lenguas nativas, como algunos de los anteriores, que han traspasado las fronteras y los tiempos, es uno de los objetivos de la americanidad.

Así, volver a probar y a oír «suspiros de monja» o «bienmesabe», al estilo colombiano y al mexicano, que son asuntos diferentes; o las «hojuelas» que sor Juana Inés de la Cruz hacía preparar en el rinconcito de su celda, en su pequeña cocina, al estilo de España, porque ella misma señala que en su ciudad las denominaban buñuelos. Incluso probar los «huevos moles», que con tanto primor se elaboran en ambas orillas, al menos en México y en Portugal, es como volver a estar en casa, en una casa decimonónica quizás, pero familiar y amada.

Es la lengua, la lengua, la patria común de todos nosotros, que se revela amorosa en las preparaciones de la cocina tradicional, no siempre popular, pero conocida y valorada. La americanidad no es solamente la pertenencia a un territorio, es el amor, son los lazos comunes y la sensación de que sí, de que todos pertenecemos a esa gran familia capaz de entenderse con las palabras de los viejos hidalgos, que todavía resuenan en las voces del exacto Quevedo, de Cervantes, del exuberante Rubén Darío o de la inteligente y hábil sor Juana Inés.

Fortalecer y no quebrar, unir y no separar, porque cuando sólo están las personas, una a una, hay voluntad de afecto y de comprensión. Desgraciadamente, también está la perversión de las medias verdades, de las mentiras evidentes, de la manipulación a través de las emociones. Hay un gran interés por romper lo que nos une, lo cual es evidente y no sorprende aunque entristezca, por el calado que va adquiriendo. Revirtámoslo.

Se hace necesario mantener viva la americanidad, la españolidad de nuestra lengua, una gran parte de nuestra historia común. Es expresión de esta unidad, por ejemplo, el urbanismo que los españoles y criollos crearon con generosidad y buen conocimiento en las ciudades edificadas *ex novo*, donde se quedó gran parte del oro para financiar la España transatlántica. Ciudades edificadas bajo el sistema de retícula hipodámica de trazado en damero, de calles rectas, amplias, que conducen a una amplia, libre y abierta plaza central, que podemos considerar metafóricamente que es nuestra lengua común, el español.

España dejó en los nuevos territorios lo mejor de sí misma: un urbanismo exquisito, con calles en damero bien trazadas (con frecuencia mejor diseñadas que las propias ciudades de la Península), grandes catedrales con el mejor arte barroco; e incluso Universidades, la primera fundada en tiempos del rey Carlos I, la «Real Universidad de Lima», en el Virreinato del Perú. Crecieron en aquella parte de España, porque eso fue, y jamás colonias:música al calor del flamenco, grandes escritores, religiosos y artistas, todo un nuevo mundo de posibilidades ensu máxima extensión de la palabra. Todavía quedan entre las mejores piezas de la imaginería andaluza de Semana Santa «Cristos de cañas», muchos procedentes de México.

Las primeras obras en náhuatl las escribieron sacerdotes españoles, como el «Arte de la lengua mexicana», del padre Horacio Carochi o el «Vocabulario en lengua castellana y mexicana» del padre Alonso de Molina. También la «Grammatia o Arte de la lengua general de los indios de los Reynos del Peru» y el «Lexicon o Vocabulario de la lengua general del Perú, llamada Quichua», de Fray Domingo de Santo Tomas fueron otro de los importantes pasos en la comprensión, preservación y cuidado con la lengua y las personas. Lo que manifiesta explícitamente el autor en su obra.

Los ciudadanos españoles de las provincias americanas podían asistir a la Universidad como estudiantes, ya fueran mestizos hispano-indioso mulatos. Y los religiosos tenían que aprender la lengua correspondiente si iban a impartir su ministerio. El aprecio por lo que poco a poco se conocía y que prendió su atención en primera instancia se valoró como merecía. El pronto aprendizaje de la Medicina en tierras americanas dio lugar a la creación de numerosos hospitales que se edificaron igualmente en fecha temprana.

En cualquier país de Hispanoamérica todo respira ese aire familiar de las construcciones, las pinturas y las ciudades españolas. Y con respecto a la alimentación ¿Qué sería América sin queso, que llevaron los españoles? ¿habría podido hacer sor Juana Inés de la Cruz las tortas de arroz o los buñuelos de queso que tan bien elaboraba? Aquellos platillos condimentados con chocolate o jitomate, con base de maíz y condimento de chile no hubieran podido mezclarse con vinagres y pasas, con almendras, clavo y pimienta, con agua de azahar, azúcar o azafrán sin la participación de ambos mundos. El famoso plato de los s. XVI y XVII, el gigote,pasó de la Península a las provincias novohispanas y allí se enriqueció y alegró con picantes jamás vistos hasta entonces. Y el guajolote se empezó a guisar al estilo de los ricos pollos estofados peninsulares, mientras aparecían en las cortes virreinales huevos moles y yemas, chorizos y morcillas, aceitunas y panes de trigo. La herencia cultural palpita en los platos, se transmite, se mezcla, se bate, se agita y da forma a un nuevo elemento en cualquier lugar que se hable español. El ajo y el ajonjolí, el cerdo y el anís hicieron su presencia en América. No hubo contención en el llevar, no hubo contención en el aprender, no hubo contención en el aunar. Y los famosos oros que tanto reclaman quienes menos saben,allí se quedaron, que ninguna otra potencia nunca en la historia, ha amado, ha construido, ha edificado, ha regalado, ha organizado y ha enseñado lo que España en las provincias recién descubiertas.

Donde todos sus habitantes eran españoles, gracias a las «Leyes de Burgos o Reales ordenanzas dadas para el buen Regimiento y Tratamiento de los indios» y a las «Leyes Nuevas». En las que legalmente se abolió la esclavitud, donde se eximió a los menores y embarazadas de trabajar, donde se reguló una buena alimentación y hasta la calidad del lecho y decenas de detalles semejantes. La reina Isabel I de Castilla los consideró legalmente vasallos y se preocupó por su bienestar. No hubo contención en el llevar, no hubo contención en el aprender, no hubo contención en el aunar. Nunca fue una colonia, como otros países europeos sí hicieron con los nuevos territorios. Fueron ciudadanos españoles en tierras españolas.

EL REGALO DE ESPAÑA A AMÉRICA

El día de la Hispanidad es una celebración grande. En España es la Fiesta Nacional nada menos que desde el año 1892, en el que se instauró, en tiempos de la reina regente María Cristina. Frente a las fiestas nacionales del resto de los países europeos, esta festividad nuestra presenta una característica singular y hermosa: no es la celebración del yo, sino la del nosotros. Y representa la herencia compartida de una lengua común que España regaló a América, y una forma de entender la vida que se inició hace más de quinientos años.

Que pequeños grupos a lo largo de la historia arribaran a las costas americanas fortuitamente no tiene nada de extraño, más bien parece hasta normal. Los vientos del mar, una tempestad, un cálculo mal ajustado... Pero la eventualidad de alcanzar una costa en estas condiciones es muy diferente a «aquello» que ocurrió, y que fue un descubrimiento en toda regla. Colón no llegó por azar, azotado por un viento o una tormenta. Tenía intención de encontrar un lugar concreto, había preparado su viaje durante años, y disponía del apoyo de la Corona española. Intención. Después hubo continuidad, y llegaron Hernán Cortés, las encomiendas, fray Bernardino de Sahagún y los Reyes Católicos considerando súbditos en idénticas condiciones y con iguales derechos a los españoles de aquí y a los de allí. Sí. Hay mucho que celebrar. Y estamos orgullosos de festejarlo juntos.

América sorprendió a los españoles. Y los nativos se asombraron por lo que conocieron de España. Entonces los anglosajones aún no habían entrado en el estado de las opiniones para catalizar un pensamiento que, animado por la ignorancia que ahora abunda, fomentó una hispanofobia alentada por la izquierda. La terrible leyenda negra. Sin embargo, no fue el real. Pero no lo duden, los historiadores serios seguirán tumbando este pensamiento, porque las pruebas son concluyentes. Aquel año, 1492, como señala Felipe Fernández-Armesto, no sólo se descubrió un nuevo territorio, también nació la modernidad.

En cuanto a la alimentación y la fusión del patrimonio alimentario, desde muy temprano los hermanos de ambas orillas compartieron productos cuando aún ni se pensaba en globalizar, sino en sumar. Y a su vez, España no solamente recibió estos productos, sino que los participó al resto del mundo, impulsando una era de mejora alimentaria para todos. España recibió de América los siguientes:

— Cereales: maíz, amaranto, quinoa.

— Legumbres: frijol, cacahuete.

— Frutas: higo chumbo, chirimoya, aguacate, maracuyá, piña, papaya.

—Verduras y hortalizas: patata, tomate, pimiento, batata, calabaza americana (en el Mediterráneo había otra variedad).

—Animales: pavo.

—Especias: vainilla.

—Otros: cacao y tabaco.

Éstos son los valiosos alimentos que América aportó al mundo y que se extendieron por su utilidad, sabor y fácil cultivo. Y como siempre hablamos de este inestimable legado, hoy, además y en reciprocidad, también pondremos en valor lo que desde España se trasladó a América. Por supuesto, todos estos productos que se llevaron no eran necesariamente autóctonos, pero sí que formaban parte de la alimentación de la España de la época. Muchos de ellos eran de ámbito mediterráneo, y otros tantos provienen de una larga historia de relaciones entre culturas, civilizaciones y canales comerciales que se habían producido como poco desde dos mil años antes a través de Egipto, China e India.

Así que su valor proviene no solamente del extraordinario conocimiento y desarrollo español y mediterráneo en lo que respecta a la primera de las culturas, la agricultura: también de las antiquísimas relaciones comerciales con otras civilizaciones, de la capacidad de los navegantes y los buques, de las vías de transporte, de las relaciones diplomáticas entre Estados y, por supuesto, de la paciente labor de los agrónomos. Aquél era el patrimonio alimentario que se había cultivado durante milenios, gracias al que muchos productos se habían adaptado exitosamente a diferentes climas. Y por el que la alimentación se había hecho variada, rica y relativamente abundante en nuestro país.

— Cereales: trigo, cebada, centeno, arroz, avena, sorgo, mijo, alpiste.

— Legumbres: lentejas, garbanzos, haba mediterránea, guisantes, altramuces, almorta, alfalfa.

— Frutas: manzana, melocotón, pera, membrillo, albaricoque, cítricos, higo, granada, plátano, dátil, uva, ciruela, sandía, melón, calabaza mediterránea, fresa, grosella, mora de zarza, frambuesa.

— Verduras y hortalizas: col, zanahoria, perejil, cebolla, ajo, apio, espárragos, lechugas de hoja verde, judías verdes, aceituna.

— Frutos y semillas: almendra, avellana, nuez, anacardos, pistachos, piñones, castaña.

— Animales: cabra, oveja, cerdo, vaca, pollo.

— Lácteos: todos, desde la leche a la mantequilla, nata y quesos.

— Especias: pimienta, canela, clavo, macis, anís, anís estrellado, nuez moscada, jengibre, mostaza.

— Hierbas aromáticas: romero, tomillo, estragón, lavanda, perejil, cilantro, azafrán, orégano, albahaca.

— Grasas: aceite de oliva, aceite de sésamo, grasa de cerdo.

Es suficiente observar ambas tablas y analizar sus respectivos contenidos para comprender. Con estos alimentos, España aportaba algo más que productos: con ellos entregaba su inteligencia, su capacidad, su cultura, que pronto se vio refrendada en la creación de universidades. España llevó a América el conocimiento para producir exitosamente y con provecho. Agrónomos griegos, egipcios, romanos, árabes y españoles habían colaborado en este proceso a través de los siglos. Además, con los sistemas agrícolas se trasladaron también a América los de producción, con sus técnicas y su maquinaria correspondiente: los ingenios para la transformación de la caña de azúcar, los molinos para moler el trigo. También el conocimiento de las huertas y la irrigación para hacerlas productivas, e incluso las fórmulas de conservación, transformación y preparado de alimentos.

A partir de esa fecha, América empezó un nuevo camino que los llevaría a disfrutar de una alimentación diferente y más completa. También España enriqueció la suya. Los recetarios de los siglos posteriores muestran este intercambio. Se fundieron e intercambiaron nombres de platos y todos ganaron en este proceso. Sí, no lo duden, hay que celebrar sin timidez alguna y con franco orgullo nuestra fiesta nacional, que es la de la Hispanidad. Incluso en la tierra y en la mesa, apostando fuerte por los lazos que nos unen, por el fructífero aporte español a la historia y por un patrimonio gastronómico enriquecido a través de los siglos.

ESPECIAS, AVENTURAS Y COMERCIO. EL VIAJE DE MAGALLANES-ELCANO

A por especias se fueron y con especias regresaron, gente grande y valiente. La primera circunnavegación llegó a buen puerto bajo bandera española, auspiciada por su Corona y capitaneada por Hernando de Magallanes y Juan Sebastián Elcano. Marcharon buscando especias, que habían alegrado la cocina del Medio Oriente y el Mediterráneo durante más de dos mil años.

Salieron 239 hombres embarcados en cinco naves. Retornaron dieciocho, que desembarcaron en Sanlúcar de Barrameda el 6 de septiembre de 1522 en una sola nave, la Victoria.

Sus éxitos fueron épicos: dieron la vuelta al mundo, encontraron la forma de atravesar la azarosa ruta que comunica el Atlántico con el Pacífico a través del estrecho que lleva el nombre de Magallanes. Y, finalmente, alcanzaron el lugar donde se producían las especias más importantes para la alimentación de la época: pimienta, canela, clavo, nuez moscada, cardamomo, jengibre y macis (la cobertura de la nuez moscada). Especias que formaban parte de una fórmula de alimentación que se valoraba extraordinariamente y que hasta entonces sólo había estado destinada al consumo de los más privilegiados.

Las élites griegas y romanas y después las de época medieval se habían aficionado a estos sabores, que además indicaban la riqueza y el poder de la familia en cuya mesa se utilizaban. Muy pocos alcanzaban a adquirirlas, y su uso, por escaso que fuera, aseguraba el éxito de una celebración: un plato elaborado con ellas adquiría cierta aureola gastronómica. Las especias eran prácticamente inasequibles para la población corriente, y esa leyenda negra sobre el uso de carísimas especias destinado a disimular los olores de la carne podrida es solamente eso, una leyenda.

El negocio de las especias había sido muy rentable: éstas pesaban y abultaban muy poco, por lo que se transportaban con relativa facilidad. Por otro lado, eran muy económicas en origen, y en destino resultaban muy costosas. Así que comerciar con ellas resultaba un negocio redondo, a pesar incluso de las larguísimas (y peligrosas) travesías que se realizaban desde la India en caravanas.

El comercio del Lejano Oriente se vio alterado gravemente al final de la época de las Cruzadas, ya que se quebraron los acuerdos entre comerciantes árabes y venecianos, con consecuencias fatales para el comercio. El mundo de la época bullía: Bizancio había caído en 1453 y una década después, Venecia fue tomada por los turcos otomanos. Y esta ciudad era el puerto desde donde se distribuían las especias que llegaban desde Oriente. Así que el problema con las especias y el comercio con Oriente estaba servido.

La apertura de las rutas comerciales que obtuvo la expedición Magallanes-Elcano terminó facilitando la llegada de aquellas especias tan valoradas, ahora en cantidades generosas, y por tanto con precios muy inferiores. A la vez, en su origen, y estimulados por la demanda, se empezaron a cultivar más cantidades. Y las especias, de ser géneros singulares y elitistas, se convirtieron en productos para todos los públicos. Ahora cualquiera podía usar la pimienta, espolvorear el jengibre o usar la canela para los postres. Perfumar con exquisitos aromas cualquier plato lo cambiaba todo, por sencillo que éste fuera.

Llegaba un nuevo tiempo, ese que los historiadores llamamos Edad Moderna, que se distinguió por enormes cambios en muchos aspectos. Y este de la alimentación fue uno de ellos, y no precisamente banal. Tras la apertura de la ruta de Magallanes-Elcano, las especias se hicieron asequibles para todos los públicos: cualquiera podía preparar platos con estos aromas incomparables, con unos sabores que sonaban a exótico y que se terminaron haciendo familiares e incorporándose a las recetas de la vida cotidiana con tal arraigo, que hoy no concebimos la leche frita o las natillas sin canela, ciertas carnes sin salsa de pimienta o innumerables recetas navideñas sin clavo o jengibre.

A pesar de lo fútil que pudiera parecer su uso, es precisamente por el alto valor que se les había concedido durante toda una época que las especias espolearon una de las expediciones más importantes de la navegación de todos los tiempos. Aunque las hazañas de sus protagonistas tuvieron un precio: el de las vidas que se quedaron en el camino, pero también el de las vidas que recogieron el triunfo, y que volvieron a su tierra conduciendo una expedición exitosa y de la que podemos sentirnos orgullosos.

Honor a los navegantes de España.

MIRANDO AL FUTURO. OTRA VIDA Y OTRA COCINA

Es evidente que en esta primera parte del siglo XXI estamos viviendo un cambio de ciclo en muchos sentidos. No solamente ese cambio propio del final del año, cuando muchas personas reflexionan sobre el ciclo que termina, haciendo balance sobre el pasado y generando expectativas sobre el que viene. No es un cambio banal, sino una nueva etapa, un ciclo que se repite de forma diferente en multitud de momentos históricos. Un gran cambio. Cambian las circunstancias y cambiamos nosotros, y esos dos escenarios nos hacen recapacitar sobre nuestras posibilidades y cómo mejorar la vida.

En estos últimos tiempos nos enfrentamos a una época diferente, y si no tomamos las medidas necesarias, los objetivos de la ya aparecida nueva etapa no estarán inspirados por cada uno de nosotros, sino que llegarán impuestos por una tendencia global e interesada. El diseño del futuro ya está aquí y no lo hemos escrito cada uno de nosotros en nuestra agenda personal, sino que unos pocos lo han diseñado para nosotros. Cuya intención manifiesta es transformarnos, cambiar a las personas, nuestros hábitos, nuestra forma de vivir y de comer, lo que manifiestan explícitamente y sin empacho alguno. Haremos un repaso a modo de decálogo, primero por ese futuro que han diseñado para nosotros, y después en forma de propuestas rebeldes y liberadoras. ¡Quién diría que cocinar hoy para la familia puede ser un acto de rebeldía!

1. Abandonarás los platos tradicionales para someterte a cambios que impondrán una uniformidad gastronómica en todo el globo. Y cocinarás con los productos que interesen al mercado. Perdiendo así patrimonio, tradición, cultivo y crianza de innumerables productos. También perderás tus raíces y, por tanto, serás más dominable.

2. Comerás la proteína que nosotros deseemos criar, según nos convenga para los beneficios empresariales. En palabras de Sánchez, el gran paladín de la Agenda 2030 en España: «Nuestro objetivo es la transformación. Cambiar lo que habéis hecho hasta ahora», y así: transformar la sociedad, la forma de pensar, la conducta y los hábitos. Habrá de momento hormigas y gusanos, cuyo consumo ya está legalizado. Pero vendrán más, prepárese.

3. Comerás menos proteínas animales (las únicas completas) o ninguna. Porque, aunque implantemos la agenda transformadora (2030) sobre los países democráticos, no permitiremos que los ciudadanos participen con su voto en el cambio que les afecta.

4. Virarás hacia los vegetales en exclusiva, cuyo consumo en desequilibrio con proteínas te provocará cansan-

cio, dolores musculares, evitará que los mecanismos del cuerpo reparen los funcionamientos deficitarios, debilitará el sistema inmunológico y las capacidades cognitivas, con pérdida de masa muscular (y calambres, pérdida de cabello y deterioro de la piel). Serás, por tanto, más débil.

5. Desarrollarás sentimientos con respecto a los productos que te alimentan. Porque con el control de los sentimientos se domina a las personas, y al evitar que la razón tome la dirección serás, por tanto, más manipulable.

6. Te someterás a las transformaciones necesarias para que tengamos el control sobre tus compras, tus deseos, tus elecciones y tu familia. Para ello, entre otras cosas, te acostumbrarás a consumir platos elaborados, procesados y ultraprocesados.

7. Todo lo que comas se acompañará del adjetivo «sostenible».

8. Serás más fácilmente manipulable. Si podemos controlar tu alimentación, que es una de las cuestiones más complicadas de modificar, podremos intervenir muchos otros aspectos de tu vida.

9. Te acostumbrarás sin protestar a que en el supermercado no haya todos los productos que hasta ahora jamás faltaban. Y pagarás por ellos un porcentaje mayor de tus ingresos. Y no cocinarás, lo haremos por ti.

10. Vivirás estos cambios con felicidad porque no te vamos a obligar, te vamos a convencer. El *marketing* es una herramienta fabulosa y ya sabemos utilizarla con una finura que nos permite provocar cambios

sociológicos a escalas inimaginables. Y las redes sociales son de una ayuda inestimable, porque ciudadanos convencidos tratarán de convencer a muchos más a coste cero.

Frente a todo esto hay alternativas, una auténtica rebelión que propongo desde estas páginas::

1. Buscarás en los viejos cuadernos familiares las recetas de siempre. O entrevistarás a las personas más mayores para recuperar esas preparaciones. Y las pondrás en práctica, porque no es una cuestión de nostalgia, sino de supervivencia de una cultura, refrescando las viejas recetas y poniéndolas al día.

2. Comerás la proteína necesaria para mantenerte sano, alerta y para mejorar tu estado de salud. Mantenerse fuerte, atento, saludable y con energía te hará la vida más fácil. Disfrutarás con ello, claro, porque el producto lo merece.

3. Consumirás generosas cantidades de productos de origen vegetal, en equilibrio con los de origen animal, tal como señalan las pirámides alimentarias. A ser posible de cultivo cercano.

4. Usarás la razón y el conocimiento para conseguir el equilibrio entre alimentos, con una dieta adecuada a tu estilo de vida. Y mejorarás tu conocimiento mediante buenos libros y nutricionistas expertos. Sin ideologías, ayudándote de la ciencia y buscando la salud.

5. Utilizarás las herramientas modernas para facilitar la alimentación, desde las plataformas de recetas a las agendas virtuales o el contacto con proveedores a través de medios tecnológicos. La tecnología es una

magnífica herramienta, pero hay que usarla bien. ¡Y no te olvides de los libros!

6. Buscarás productos de buena calidad, algunos incluso fuera de los cauces comerciales, en los mercados de abastos, en los mercadillos de productos agrícolas y en las localidades pequeñas, a pequeños productores. Y darás apoyo al mundo rural.

7. Serás crítico con las nuevas tendencias, evaluando los beneficios y los perjuicios de cada una de ellas. Una buena parte de la innovación es fabulosa, pero eso no significa que haya que quedarse con todo.

8. Evitarás el consumo de procesados y ultraprocesados en casa. Y en la calle buscarás restaurantes que de verdad aún sigan cocinando.

9. Cuidarás de otros seres humanos y de nuestro planeta, evitando desperdicios de alimentos, excesos de envases y basuras. Colaborarás con la producción inteligente, diversificada y no manipulada.

10. ¡Volverás a cocinar! En modo siglo XXI, poniendo la tecnología de tu parte, organizándote e incorporando a los niños en esta tarea.

Esta última es la propuesta para evitar que nos diseñen un futuro a su medida. El grito que anhela mantener una forma de vivir y de comer que es parte de nuestra cultura, que tiene un significado y una historia. La reflexión sobre nuestro futuro y la acción posterior es una auténtica inversión, ¿porque quién desea que otros transformen su vida, sus alimentos, sus expectativas? Atentos: es el afán por crear una sociedad de nuevos esclavos. Cocinen, disfruten de ello y cuídense.

LOS SÍMBOLOS DE LA HOSPITALIDAD

El pan y la sal son los símbolos del peregrino. Los dos productos clave en la hospitalidad, la alimentación y el peregrinaje a lo largo de toda la historia y en infinidad de lugares. El pan porque nutre, la sal porque evita la deshidratación en situaciones de esfuerzo físico. Ambos porque reponen fuerzas. El pan y la sal son la metáfora más bella de una de las mejores cosas que tenemos el género humano: de la capacidad de ofrecer algo bueno a un desconocido. El siglo XXI nos ofrece un panorama muy diferente al de la tradición del pan y la sal; somos una excepción histórica, una singularidad más. Cuando uno va a hacer una larga caminata suele ir bien provisto. O encuentra por el camino una tasca, o incluso llama desde un recodo a un repartidor que le lleva a cualquier esquina el capricho más esdrújulo. Así que el pan y la sal quedaron, finalmente, como metáfora de la generosidad.

Por otra parte, cada vez nos interesa más la salud: cuidarnos para vivir más y mejores años es una aspiración universal y legítima. Pero entra en los márgenes de la libertad elegida por cada uno. Algunos hacen el panoli y terminan destrozando muchos de sus años pero, a fin de cuentas, ése es precisamente el ejercicio de la libertad personal. Les confieso que cada día valoro más este margen conquistado por nuestra Europa a lo largo de los siglos, y precisamente en estos trágicos meses, al verle las orejas al lobo de la más profunda intransigencia. Que es la excusa de Putin para una guerra santa contra el libertinaje occidental. Vamos, Vladímir, que no hay pederastia, prostitución, prácticas mafiosas, coacción, abuso de autoridad, nepotismo, homicidios, lesiones, violencia, fraudes, malversaciones, tráfico de influencias, uso de drogas y mil delitos e inmoralidades más en Rusia, en una Moscú que es la nueva Sodoma y Gomorra (juntas). Que no podías arreglar tu casa, que para mejorar el mundo te has visto obligado a invadir otro país, y a amenazar a Europa con tu criminal liga anticrimen.

La cuestión que une estas cuestiones es la presencia inequívoca de la falta de libertad. La cuestión es que hay un Gobierno activo dirigido a la coacción, a acotar libertades, aunque sean pequeñas, para que la gente se acostumbre a que pueden hacerlo siempre que quieran. «No protestarán —pienso que piensan, en un ejercicio de imaginación no exhaustiva—, porque daremos excusas, porque justificaremos, porque habrá razones para que poco a poco la libertad quede tan disminuida que quepa en un dedal». Tentaron a la opinión pública con el asunto de la cerveza y el vino en los menús, que finalmente ha quedado en recomendaciones, ¡pero qué intento tan ladino! Hubiera podido salir bien si no encuentran resistencia. Retiraron la sal del pan: ¿no hubiera sido posible ofrecer varias opciones, por ejemplo, permitiendo que la industria horneara panes con diferentes porcentajes de sal para que el consumidor elija?

Sus intemperancias, su intervencionismo, su coacción sobre la población van reduciendo nuestro margen de libertad. Y harán más si les dejamos. Así, como quien no quiere la cosa, y con gesto anodino señalan: anda, anda, que es por tu bien. Pues no, pues no, pues no. Como somos personas adultas, cocinaremos, comeremos y haremos lo que quepa en la ancha, maravillosa y gran libertad mientras no pisemos el terreno ajeno, sin infringir la ley, sin hacer daño a nadie, sin abusar y con respeto. Se puede resistir con todas las fuerzas a estos controles, a este intervencionismo, salpicando la crujiente y dorada hogaza con sal al llegar a casa. Por si nos vigilan, que se enteren de lo que podemos hacer con un poco de sal y un buen pan: romper el cerco, quebrar sus intentos, custodiar nuestros principios, nuestra salud y nuestra comida con libertad, en libertad. Es posible que no sirva de mucho, pero todavía puedo hacerlo. Y eso tiene un valor.

Muy probablemente esta loca intención sea sólo una expresión de una natural rebeldía. Preocupan —¡y mucho!— todas estas cosas a las que suelo dar importancia, cosas sustanciales como la salud, la alimentación cuidada, la buena comida, desde luego. Pero aún preocupa más la pérdida de libertad, coartada sin medida por el mediocre Gobierno, y con toda intención, en nuestra España. Y que de momento la restringen en el ámbito alimentario a lugares pequeños y cotidianos: por los rincones de las panaderías y en las bandejas de los menús.

Y ahora, observen el paralelismo: ese diminuto ejercicio de libertad es tan valioso que tenemos que luchar por su práctica. Porque es justamente esa libertad la que quieren (también) controlar desde el extremo oriental de Europa: estamos inmersos en una pinza malévola y muy peligrosa. Ya ven, todo comenzaba con el pan y la sal. Toda generosidad, toda expresión de hospitalidad, toda libertad. Y todo termina desembocando en ambos, en el pan y la sal, en la metáfora más hermosa de lo más hondamente humano. Con libertad, en libertad.

LA RESPONSABILIDAD DE LA ALIMENTACIÓN PÚBLICA

En cuanto a la precaución de la autoridad por la salud, es estimable, sin lugar a dudas, siempre que no suponga coerción. En cualquier caso, es necesario moderar el estilo de alimentación con varias herramientas. La primera es la formación del consumidor: para elegir hay que saber; la segunda es la legislación; la tercera son los principios éticos de los profesionales de la producción, distribución y elaboración de los platos.

Es algo que debería estar tan hondamente anclado en todos nosotros como personas, como sociedad, que lo natural sería que no tuviéramos que hacer referencia a ella. Sin embargo, no es así, y ésa es la razón por la que los recordatorios son convenientes. No estamos imbuidos de ética, los límites de los sistemas morales se van haciendo difusos y las fronteras excesivamente elásticas, relativistas, algo que queda patente en nuestra sociedad. Desgraciadamente, se hace ineludible una reflexión sobre la ética en el terreno profesional. En la gastronomía, la ética es esencial, como en cualquier otro aspecto que atañe a la actividad humana, y dentro de sus competencias existen cuatro actividades fundamentales en las que la ética debe hacer su aparición: en la del restaurador, el productor, el crítico y el empresario. Cada uno de ellos, y por distintos motivos, debe proveer a su actividad de ciertas nociones éticas.

El restaurador debe ser consciente de que tiene una responsabilidad con la salud pública, y por tanto debe, en primer lugar, cocinar, y esto bien hecho. Un establecimiento público no debería ser un lugar donde se adquieren comidas programadas en cadena, preelaborados y congelados. Aunque suene extraño por lo obvio, en realidad no es una ecuación que se cumpla a rajatabla, y desgraciadamente no en todos los restaurantes, bares, etc., se cocina. Por otro lado, debe ser veraz, entregando al cliente la mercancía que promete en la carta, ajustada a precio, naturalmente. Ésa y no otra, no valen medias tintas, es decir, productos sin calidad, engañosos de su origen o preparación, o a medio gas.

El productor debe, igualmente, ser veraz y tener clara conciencia de su idéntica responsabilidad con la salud pública. Debe aclarar, detallar y explicar los componentes de su producto sin falsear, y descartar absolutamente la aborrecible frase de que «quien oculta no engaña». Tajantemente diré que no valen los enredos lingüísticos: quien oculta engaña y lo hace además con cobardía, no atreviéndose a enfrentar sus propios hechos. El consumidor tiene el derecho a conocer todos los ingredientes que constituyen el producto que adquiere y que, finalmente, forman parte de él, de nosotros, en el más profundo y real sentido de la palabra.

El crítico, por su parte, debe ser objetivo, sincero, ecuánime. No permitirá en ningún caso que su criterio se desequilibre por amistad o desafección, ni por compromiso o cualquier otra causa. Debe ser comprensivo con los fallos, sincero y capaz a la vez de proporcionar aliento, ya que la crítica no significa hundir a un restaurante ni a un cocinero. Franqueza, honestidad y circunspección son las tres virtudes que debe cultivar el crítico.

El empresario, en cualquiera de sus dimensiones en relación con la gastronomía, se abstendrá de cargar piratas en su mochila, aceptar el pago de comisiones inapropiadas, o aún peor, exigirlas. Sólo hay que decir no. No es tan difícil, y sobre todo, es liberador. Cada uno se debe ganar el estipendio con su trabajo, con su esfuerzo y su aportación. Hay juegos en los que no se debe entrar: a largo plazo se paga un elevadísimo precio por ellos. En realidad, éstos no son principios incomprensibles, no son imposibles de poner en práctica, representan la justicia, son exposición de la verdad, facilitan la convivencia con otros y nos hacen mejores. La gastrificación es ese problema que preocupa y atañe a toda la sociedad, a su salud y a la pervivencia de la auténtica cocina.

DESÓRDENES ALIMENTICIOS A MEDIDA. ¿ESTÁ SANA LA SOCIEDAD?

En el Mediterráneo, las dietas anteriores a la primera mitad del siglo XX se caracterizaron por su frugalidad. Se comía lo que había en el plato y no había lugar para el piscolabis, las colaciones o el picoteo (por supuesto, en líneas generales). Así que cuando había celebración, la cantidad sí importaba.

A mediados del siglo pasado llegó el *marketing*, y con él la promoción de los nuevos productos, que debían estar avalados por tendencias no sólo de consumo, sino de pensamiento, así que había que convencer a la mayor parte de personas por todos los medios posibles. Lo que tuvo una repercusión importante en la agricultura y en la economía. Y en los años 60 en España empezó a dejar de comerse pan (engordaba, claro) y... después se arrancaron olivos, porque la grasa era perjudicial. Bien. Comenzamos entonces a emprender un peligroso camino.

Después llegaron innumerables productos que nuestros abuelos no reconocerían como comida, embolsados en paquetes brillantes y prometedores. También la cocina-fusión, y preparaciones, técnicas y alimentos exóticos, de innumerables procedencias. Por otro lado, también pasaron cosas estupendas, y comer mangos, aguacates, papayas... en aquella década era casi imposible, porque no existían canales de comercialización, aunque terminaron convirtiéndose en una imagen habitual y asequible en los supermercados normales. Además, continuó asentándose la seguridad alimentaria en España, cuya responsabilidad es de los veterinarios especializados en este campo, y que es extraordinaria. Amén de problemas, el desarrollo alimentario ha aportado innumerables bondades, variedad y seguridad a la alimentación.

El progreso trae incontables cuestiones muy positivas, pero también acarrea dificultades que es necesario denunciar y solucionar. Aquellas tendencias lentas que impulsaban a no consumir el pan ni el aceite de oliva, o las legumbres que nos habían creado como sociedad culta, se dispararon, y fue entonces cuando la velocidad lo cambió todo. Hoy, la tendencia de la tarde ya ha derrocado a la de la mañana del mismo día. No comer carne, comer carne pero artificial, consumir insectos, insectos en polvo, productos que incorporan proteína como si tuvieramos como futuro inmediato un apocalipsis proteico. Mucho hablar de proteínas, ¡pero no las añadan! No será necesario esto si estuvieran a precio razonable las buenas carnes, los pescados frescos y los huevos. Y cada cosa a lo suyo en condiciones de salud y de normalidad.

Así que esta desmesura de dietas para alcanzar la perfección —Atkins, proteica, sin pan, sin grasas o con muchas grasas... y seguro que la última se me escapa— se ha hecho normal, y cualquiera puede ser barrido de un plumazo por el vendaval y caer en las garras de una de estas tendencias. Lo que crea una tremenda inquietud y cierto desorden mental. ¿Estaré de verdad alimentándome correctamente? ¿Perjudicarán estos alimentos a mi salud? ¿Andaré escaso de proteína añadida?

La naturaleza nos ha dotado de una característica increíble, la adaptación. Somos maravillosamente omnívoros, podemos comer de todo aquello que no sea tóxico. De ahí se deduce que la ingeniería alimentaria utilice esta capacidad para ofrecer cambios y más cambios que están alimentados por tendencias, cada una de ellas con una oferta de preparaciones diferente y sorprendente. Es la tentación excitante de la novedad: nada nuevo por cierto, que ya en Persia o en Roma amaban literalmente las modas. Es la cualidad humana que se repite una y otra vez, aunque siempre creemos que somos los únicos «modernos».

Lo que a su vez significa que muchos, impulsados por esa novedad y el atractivo de la oferta, se ven literalmente arrollados, quizás por juventud, quizás por falta de conocimiento, quizás por falta de capacidad crítica, tan poco valorada en los últimos tiempos. Y sumergidos en un completo desorden que se manifiesta en la prohibición-exhortación, y que se contrapone con el equilibrio, con la sencillez y con la calidad de una dieta bien estructurada, coherente y suficiente. ¡Y también sabrosa y saludable!

Al asomarse al lineal del supermercado, a las redes sociales o a cualquier oferta de alimentos, es posible observar este fenómeno. Quizás, como hacemos con el exceso de ruido, haya que cerrar, que cortar los vínculos con la manifestación de la «última moda», y que volver a comer platos tradicionales, en cantidades moderadas, fruta y verdura del tiempo y productos sencillos. Pan, legumbres y hortalizas, frutas, lácteos, carnes y pescados, vino y aceite de oliva virgen extra. Con frugalidad, sin excesos, sin sobresaltos y en buena compañía a ser posible.

Ante la embestida del morlaco hay burladeros, que son la tradición, la sensatez y el equilibrio. Pero no les prestamos atención porque son lo de siempre. Es como salir de casa en la primera juventud, maravillados por el mundo, y a la vuelta percibir que lo mejor de todo ya lo conocíamos, y estaba en casa. Quizás es el momento de romper estas tendencias que nos utilizan como objetos de consumo. Para ello les propongo que dejen cocerse en su jugo a las modas, sin atenderlas, porque se evaporarán, que cocinen sin moderación, que coman con frugalidad y que disfruten del increíble patrimonio alimentario que tenemos en España.

VOLVER A COCINAR

Que la sociedad del siglo XXI ha perdido el hábito de cocinar es una realidad. Sin embargo, en una incongruencia digna de lo increíble, es adicta a los *shows* gastronómicos, en una difícilmente comprensible vuelta de tuerca al absurdo. Pero más allá del espectáculo, cocinar es imprescindible. Y será uno de los retos que tendremos que resolver en nuestro siglo, porque, sencillamente, cocinar nos hace controlar directamente lo que ingerimos, y por tanto tiene que ver con nuestra salud y también con una forma de vivir humanizada y culta.

No es posible que la excusa sea la falta de tiempo. Porque tenemos a la tecnología de nuestra parte, con robots que casi cocinan por nosotros, que parten, pelan, pican, guisan y congelan. Sólo hace falta un poco de organización y ganas de hacerlo[10]. Cocinar nos vincula con los alimentos y con lo que somos como seres humanos, enseña a los niños las tradiciones familiares, educa su gusto en comidas reales y no prefabricadas, y ayuda a mantener la salud de todos. ¿De verdad queremos una sociedad en

10 Villegas, A., *Smart Food,* Arcopress, Córdoba 2015.

la que el recuerdo más importante de los niños, el sabor que domine su infancia sea la comida del Burger? La magdalena de Proust, el bizcocho de las abuelas, el cocido y la tortilla de patatas de nuestras madres se lamentan del fastidioso cambio a mucho peor. En este camino perdemos la memoria de los olores, de la tierra, de la familia para, sencillamente, adocenar a los pequeños en lo gastronómico, que es adocenarlos en lo cultural.

También la restauración debe animarse a dejar de usar platos de cuarta, quinta y sexta gama. Porque si no cocinan, serán sencillamente proveedores de alimentos, pero no cocineros. Hay que saber leer entre líneas, ya que incluso a las elaboraciones de la cocina industrial no se los denomina «cocinar», sino «procesar alimentos». Entre uno y otro término hay una gran diferencia. Si se captan y se evitan los procesados, viviremos más y mejor, ¡y en mejores condiciones! Se hace necesaria una reflexión profunda sobre el absurdo de comer platos preelaborados, uniformes, iguales, aburridos y con frecuencia perjudiciales. ¿Pagar por consumir productos que nos deterioran la salud? Meditar sobre la respuesta requiere necesariamente posicionarnos y tomar las acciones necesarias para proporcionar una solución. Y la solución es un poco de esfuerzo, ganas, imaginación. Poner un poco de gracia en nuestras vidas. Hay que volver a cocinar.

CISNES NEGROS

El futuro, los alimentos, la sociedad y sus problemas: nos enfrentamos a nuevas dificultades a las que es necesario desafiar. Con los tiempos que corren no parece descabellado prepararse para... ¿para qué, realmente? Disponer de alimentos, medicinas, cuidados esenciales en cantidad suficiente... ¿para cuánto tiempo?

El profesor Nassim Taleb, un estadounidense de origen libio, desarrolló y presentó en 2007 una interesante teoría, la del «cisne negro», en la que aventuraba que en el futuro cercano sucederían hechos atípicos de impacto extremo en la humanidad. En realidad, esta teoría hace referencia a la esencia de la vida misma, pero elevada a un rango de variabilidad y rapidez extremas. La cuestión es que estos «cisnes negros» a los que Taleb se refería como hechos vinculados con la economía, trascienden ésta para aplicarse a otros acontecimientos mundiales. Se trata de hechos extremos, impactantes e inesperados. Ellos aplicaron este método a las fluctuaciones del mercado de valores y, según su equipo, funcionó bien.

En realidad, es la predicción hecha ciencia, y que tanto interés tiene para los seres humanos. Ya no hay pitonisas, pero hay teorías. Nos ayudan a preparar los posibles resultados, a centrar la atención en los problemas y, desde luego, no tanto a predecir como a analizar. El futuro es incierto, siempre, hasta en los mejores tiempos de bonanza económica. El escalón del día siguiente sólo Dios lo conoce, aunque prepararse está bien, es humano y parece prudente. La inquietud es, sin embargo, de mayor dimensión: ¿para qué debemos prepararnos?

La guerra de Putin ha abierto la puerta del infierno, y hoy los caminos son profundamente inescrutables: no sabemos cómo reaccionarán los mercados, los países ni las alianzas. Esta enloquecida y absurda estrategia del mandatario ruso lo ha encenagado todo. Si la vida en condiciones normales es difícil, la vida con covid y guerra es un hacha de doble filo ante la que estar muy atentos.

Hace casi un siglo, en el marco de la Gran Depresión en Estados Unidos, nació la corriente de los preparacionistas (*preppers*). El movimiento se alimentó durante la Guerra Fría y culminó con una tendencia mucho más amplia que terminó abarcando varios continentes. Había una preocupación real por la supervivencia, y se construyeron búnkeres, se almacenaron alimentos y se buscaron fórmulas alternativas para disponer de suministros domésticos en un posible mercado roto.

Dentro de este grupo de preparacionistas hay multitud de variantes, desde quienes tienen una despensa bien abastecida para evitar una crisis corta como un desastre natural, por ejemplo, hasta los que disponen de auténticos refugios con todo tipo de comodidades. Es verdad que muchos países están recomendando tener suficiente abastecimiento de alimentos, luz y agua para unos días, véase Austria, Estados Unidos o incluso algunas recomendaciones genéricas de la Cruz Roja. Otros incluso se preparan para la locura que supondría el fin de la sociedad tal y como la conocemos hoy, disponiendo de alguna tierra donde poner en práctica una vida autosuficiente, al estilo del agricultor británico y defensor del movimiento de la autosuficiencia, John Seymour, cuyos deliciosos libros incitan a la vida campestre. Volver la vista a la naturaleza no parece una opción desdeñable en tiempos inciertos, y organizar una vida más frugal es una idea para apreciar.

EN BUSCA DEL AUTÉNTICO SENTIDO HUMANO

Comer es una forma de expresar una cultura, cualquiera de ellas, y también de disfrutar, de nutrirnos y de estar sanos. No cabe duda de que en tiempos distintos se come de forma diferente. Y que si la vida cambia, la alimentación es lo que se modifica en primera instancia, es un reflejo directo de los acontecimientos, un espejo de la dinámica histórica. El progreso trae consigo cambios de diferente calado, pero hay que tratar que todos ellos proporcionen mejoras para los seres humanos.

La vida ha cambiado ya, como ha sido siempre, en un continuo devenir que ahora vivimos con brusca intensidad. El siglo XXI es una nueva etapa, y aunque, como siempre, no sabemos qué nos deparará, sí vivimos en primera persona los problemas graves que acontecen: el creciente comportamiento absurdo, alejado de la recta intención y de la lógica, al que denominan wokismo. La alimentación problemática, induciendo al consumo de ultraprocesados o alimentos carentes de proceso experimental en el ser humano, incluso a estimular el consumo de alimentos contrarios a la esencia de nuestra biología. No se ha tratado de analizar las causas últimas, que son complejas y ajenas al espíritu de esta obrita, sino de hacer lo propio con los efectos, que son los que nos complican la vida: la guerra, la presión para consumir ultraprocesados, el nuevo lenguaje, la eliminación de los símbolos y el significado de nuestra cultura. Sin embargo, sí es necesario tomar una postura ante todas las dificultades, porque si no nos posicionamos, nos posicionarán.

Quizás es el momento de cambiar antes de que nos cambien, de acercarnos a una vida más sencilla, de eliminar la prisa, dejar de ser auténticos objetos consumistas y de consumo, de refrescar las creencias que han dado origen al nacimiento de Europa. De refrescar ese cristianismo que fue nuestro origen y puede ser nuestro presente, con un sentido humano y de *caritas*, que va más allá, mucho más allá, de la justicia ordinaria. De volver a valorar la naturaleza de la que formamos parte, no de una forma romántica, idealizada y urbana, sino de una manera real, de acercamiento físico, de búsqueda de la plenitud humana en ese entorno. Sin prisas, sin ruidos, con la cercanía de otros seres humanos y con la certeza absoluta de que formamos parte de un todo inteligible y auténtico.

Es posible que haya que hacer renuncias para encaminarse hacia lo auténtico, pero ¿no es ése precisamente el único y más importante destino humano? Porque comer es una forma de vivir, de expresar la vida y hasta de pensar. No es una cuestión banal, sino sustancial, y esto en muchos sentidos. La comida, la tierra, la agricultura, la ganadería, el mar, la producción, la restauración, la distribución y toda la larguísima cadena hasta llegar al comprador o al comensal forman parte de una forma de pensar y de vivir. De entender el mundo, de ser libre y elegir. El futuro bien merece una reflexión, un tiempo para destinarlo a pensar y después a actuar en favor de unos principios cuya defensa requiere responsabilidad y firmeza. También compromiso y esfuerzo, porque no se puede sabotear el futuro en aras del confort presente, y tenemos la obligación de transmitir conocimiento, saber y cultura, en nuestro caso en forma de patrimonio alimentario, de tradición, de salud y de gozo.

Se terminó de imprimir este libro por encargo de la Editorial Almuzara el 9 de mayo de 2024. Ese mismo día del año 1605, Miguel de Cervantes publica en España la primera parte de *El ingenioso hidalgo don Quijote de la Mancha.*